桥本甲状腺炎

90天营养方案

HASHIMOTO'S FOOD PHARMACOLOGY

[美]伊莎贝拉·温兹◎著　李　淼◎译

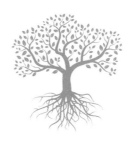

U0217214

北京科学技术出版社

读者须知：

医学是随着科技的进步与临床经验的积累而不断发展的。本书中的所有建议均是作者结合自身临床经验审慎提出的，虽然如此，在采纳之前还是应考虑自身情况与医生的建议。此外，如果你想获得更为详尽的医学建议，请向有资质的医生咨询。因本书相关内容造成的直接或间接不良影响，出版社和作者概不负责。

著作权合同登记号　图字：01-2020-7476

图书在版编目（CIP）数据

桥本甲状腺炎90天营养方案 /（美）伊莎贝拉·温兹著；李淼译 . — 北京 : 北京科学技术出版社，2021.6（2023.11重印）

书名原文 : Hashimoto's Food Pharmacology

ISBN 978-7-5714-1193-0

Ⅰ . ①桥… 　Ⅱ . ①伊… ②李… 　Ⅲ . ①甲状腺炎 – 食物疗法 　Ⅳ . ① R581.405

中国版本图书馆 CIP 数据核字（2020）第 214200 号

策划编辑：孙东燕		电　　话：0086-10-66135495（总编室）	
责任编辑：孙东燕		0086-10-66113227（发行部）	
责任校对：贾　荣		网　　址：www.bkydw.cn	
装帧设计：异一设计		印　　刷：北京宝隆世纪印刷有限公司	
责任印制：李　茗		开　　本：720mm×1000mm　1/16	
出 版 人：曾庆宇		字　　数：200千字	
出版发行：北京科学技术出版社		印　　张：12.5	
社　　址：北京西直门南大街16号		版　　次：2021年6月第1版	
邮政编码：100035		印　　次：2023年11月第7次印刷	
ISBN 978-7-5714-1193-0			

定　　价：79.00元

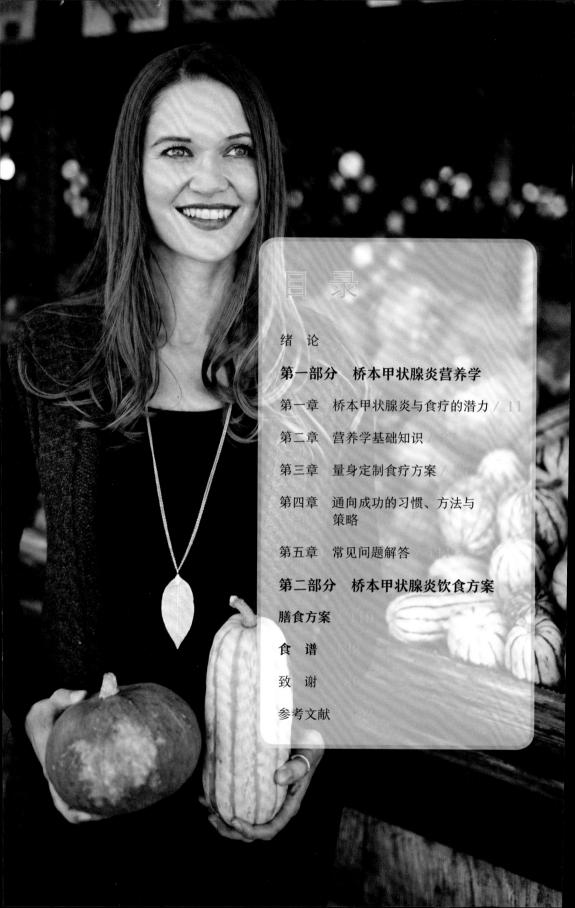

目 录

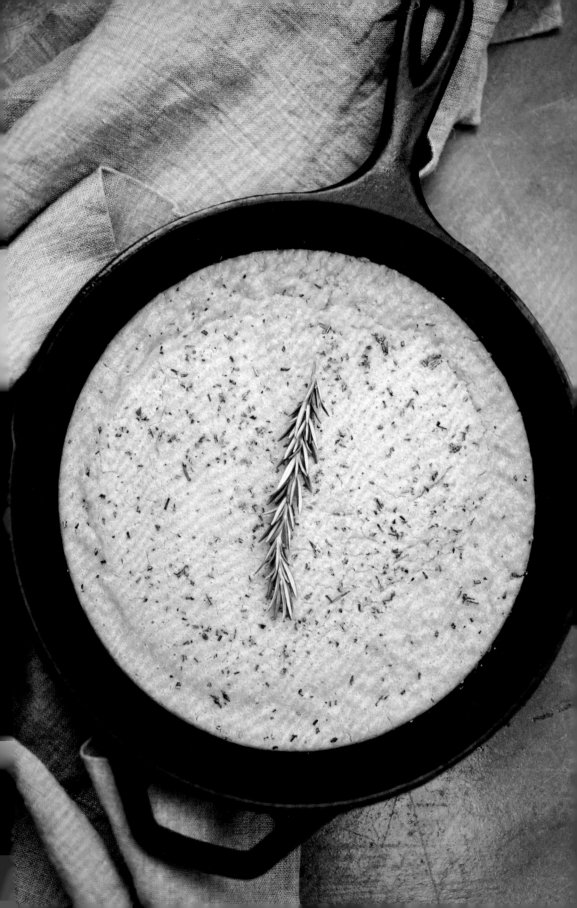

致我亲爱的读者们，愿《桥本甲状腺炎90天营养方案》

唤醒您的自我康复能力！

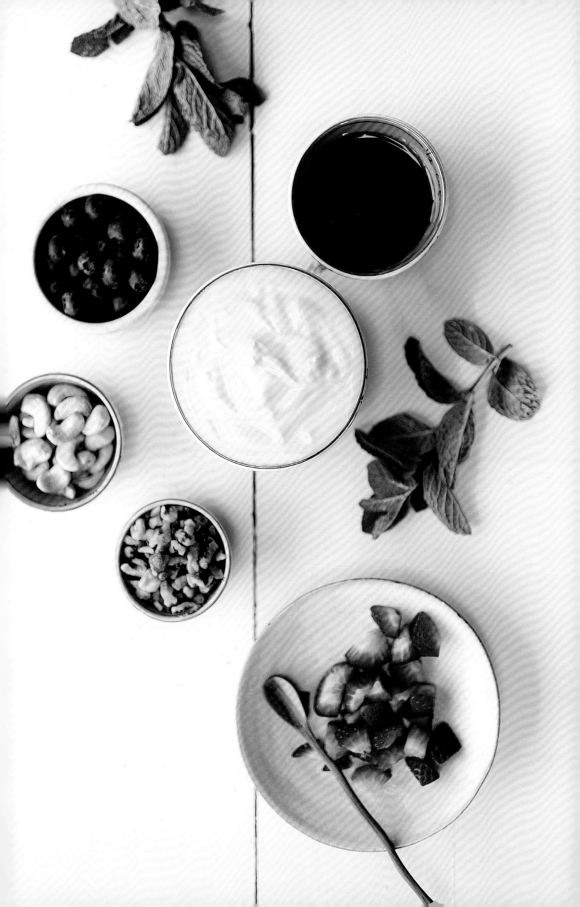

绪　论

当您读到本书时，可能不禁心生疑问：为什么一位药学博士要写一本食谱书呢？简而言之，是因为我知道人体摄入的所有物质都会对我们的健康产生影响。

作为一名药剂师，我曾花费大量的时间学习药理学，研究各种分子与人体细胞和组织相互作用的方式。当我想到药理学时，我会将其与某种化合物联系起来，比如处方药。但实际上，药理学涉及影响人体生理功能的各种物质，无论是人工合成的、天然存在的，还是人体产生的。

仅仅20mg的赖诺普利就可以让一个体重90kg的人血压降低，几微克的麦角二乙酰胺就能让人产生幻觉。正是出于对探索微量物质如何对人体产生影响的渴望，我最终选择成为一名药剂师。

和药物中的物质一样，食物中的物质也会对身体产生影响。食物分子每天会向人体发送成千上万条信息。"正确"的食物可以发出积极、有益的信息，给人体提供能量，让头发有光泽、皮肤光滑无瑕，能保证机体像一台高性能的机器一样运转。"错误"的食物则会发出不利的信息，引发炎症、疼痛和其他症状。

既然药物可以影响人的生理功能，那么我们也可以将具有类似作用的食物当作药物看待。如果您正受到某种疾病的困扰，食物可能是您在治疗过程中的一大盟友。就像服药的目的是使身体恢复健康一样，您也可以通过调整饮食方式获得类似的效果。

我在被诊断出患有桥本甲状腺炎后，曾经没日没夜地研究，并用研究成果治愈了包括我在内的成千上万名患者。经验告诉我，虽然人都是独一无二的，但仍然可以找到一种营养方案，它对大多数桥本甲状腺炎患者和其他自身免疫性疾病患者都有效。

通过研究，我发现营养耗竭、食物敏感、应激处理能力受损、排毒能力受损、肠黏膜通透性增加（又称"肠漏"）和感染都会引起桥本甲状腺炎。那么，这些因素有什么共同之处呢？根据下文的安全理论可知，上述因素给人体发出了一种信号，即我们生活的这个世界并不安全，因此身体需要进入节能模式。

安全理论

桥本甲状腺炎安全理论是我基于对成千上万名桥本甲状腺炎患者的治疗，对生物学、医学和适应性生理学的研究，以及对自身免疫性疾病病因理论（如旁观者效应、分子拟态、甲状腺特异性自身免疫等）的理解提出的，目的是让大家更好地了解为什么有如此多的人患上这种疾病。

桥本甲状腺炎安全理论是一个与生存有关的理论。研究表明，甲状腺与免疫系统协同工作，感知外界环境，帮助人类生存。研究人员于2013年发现，甲状腺能够感知危险，并能通过危险相关分子模式启动自身免疫炎性反应。

根据适应性生理学理论，人体出现慢性疾病其实是对环境的适应或反应。换句话说，慢性疾病对人体可以起到保护作用。这听起来似乎有悖常理，但当您把它看作人类生存的内在动力表现时，就能说得通了。

为了实现两个主要目标——生存和繁衍，我们的身体发生了进化，或者说，它本身就被设计得十分智能。为了确保个体和全人类获得最佳生存机会，我们的身体一直在不断地感知环境并努力适应它。

除了大型食肉动物、传染病和意外事故，早期人类生存的主要威胁还有食物短缺。捱过饥荒的一个行之有效的办法是降低新陈代谢的速度，这样我们就可以减少能量消耗。人类可以通过减缓甲状腺的代谢活动来达到这一目的，因为甲状腺是负责人体新陈代谢的主要腺体。

因此，我认为早期人类患甲状腺疾病的原因是，这种疾病能够帮助我们在饥荒时期生存下来。那些幸存者就是我们的祖先，他们把这种"生存优势"连同甲状腺疾病一起传给了我们，所以人体才会在遭遇饥荒等危险时容易患上甲状腺疾病。

虽然我们是现代人类，但我们的身体仍然会对危险作出反应，在这一点上我们与我们的祖先并无区别。发达国家的人们如今已极少遭遇饥荒，但大量食用加工食品、采取低热量饮食、摄入可诱发炎症或难以消化的食物或在应激条件下暴饮暴食会向人体发出类似的信号：由于食物匮乏，我们正在遭遇饥荒。食物会告诉身体，我们所处的环境并不安全，我们需要进入节能模式。

如果您患有甲状腺疾病，请不要懊恼，这是机体为了保护您的安全，在帮助您生存下去。与此同时，您应该反思是什么因素导致身体认为您正在经历饥荒、战争、中毒或疾病。

如何告诉身体您所处的环境是安全的

我认为自己是个问题解决者、模式判断者和实验用小白鼠，是个喜欢采取一切必要手段解决难题的人。我不擅长运动和艺术，但我确实认为自己有一种天赋，那就是可以根据大量信息总结出一定的模式。通过研究与桥本甲状腺炎相关的模式与问题，我发现所有患者都可以采取一些普适性措施让自己感觉更好。而真正能够战胜桥本甲状腺炎的方法是让身体明白其所处的环境是安全的。

如果我们能够向免疫系统发出信号，让它停止攻击我们的甲状腺和其他组织，告诉它在这个不安全的世界里我们是相对安全的，不是个极好的方法吗？我们可以做到这一点。其中的关键就在于用身体能够理解的语言与其交流。我们必须消除那些使免疫系统认为需要保留生存资源的因素，同时增加让其认为我们处于安全环境中的因素。让身体知道自己处于安全、有利环境的最快的方法，就是根据食物药理学为其提供营养支持。

我的个人康复经历

我不仅是一名分享相关健康信息的卫生保健专家，还曾是一名桥本甲状腺炎患者。我的个人康复经历是支持我坚持创作的动力，是我开发疾病根源学营养素方案和其他许多解决方案的源泉。

27岁那年，我被诊断出患有桥本甲状腺炎。在此之前，我已经被这个疾病折磨了很多年。有些症状在我读本科的时候就有了，有些是在我读博士期间出现的，还有一些在我参加工作后才出现。更要命的是，似乎每年都会有新的症状冒出来。最初，我只是感到抑郁和疲劳，但后来逐渐出现了肠易激综合征、恐慌、反酸、久咳、过敏、脑雾、情绪失调、心悸、脱发、畏寒、皮肤干燥和腕管综合征。而且我经常突然意识到：该死，怎么连松紧裤都越来越紧了！

和其他许多甲状腺病患者一样，我也花了至少10年的时间才最终被确诊。但这并不是由于我讳疾忌医造成的。我看过很多医生，他们给我贴上了各种各样毫无意义的标签，比如压力大、抑郁症、肠易激综合征、衰老等。"衰老"是最令我感到不可思议的，那时我才25岁！

被确诊时，我如释重负，内心充满了希望，因为我终于找到了症状的根源（也许还包括解决办法）。作为一名药剂师，我对治疗甲状腺病的药物了如指掌，所以当时感到无比兴奋。但这种疾病用药物是无法治愈的，这让我有一些担心。这种疾病是渐进性的，会逐年恶化。换句话讲，随着时间的推移，我的甲状腺损伤会越来越重，其他自身免疫性疾病也会陆续找上门来。除了服用甲状腺激素，常规医学对此基本束手无策。经验告诉我，许多人在服药后症状仍会长期存在。

作为一名药剂师和理性主义者，我坚信有果必有因。我想知道是否是因为我的生活方式在某种程度上导致了病情恶化。

在药学院读书期间，我接受过生活方式和药物干预方面的培训。我们经常建议糖尿病患者、高血压患者和高胆固醇血症患者在服药前先改善生活方式，如调整饮食和运动锻炼。即便需要药物治疗，我也会建议他们先从改善生活方式入手。虽然常规医学并未充分重视改善生活方式的作用，但至少我们在努力，至少有希望通过改善生活方式来缓解甚至治愈疾病。

确诊后，内分泌专家向我推荐的唯一一种方法就是药物治疗。请大家不要误解，作为一名药剂师，我是喜欢用药的（当然是在适当的时候）。用药是我的乐趣所在，也是我接受药学培训的基础。我甚至取得了药物治疗管理硕士学位，并选择了专注于优化药物治疗效果的临床咨询药师作为职业。

我坚信，在正确的时间对正确的人使用正确的药物绝对可以改善其生活质量，有时甚至能挽救生命。但如果有成千上万种物质在传递消极的疾病信号，仅凭一丁点儿药物就让身体进入康复模式是不现实的。这也是许多服用抗甲状腺药物的人仍然受疾病困扰的原因所在。

我满怀希望地开始服用抗甲状腺药物。它们最初的确帮了些忙。我的睡眠时间由12小时缩短到了11小时，而且我再也不必在穿两件毛衣的同时再围一条围巾了。但我的腕管综合征还在，它让我几乎无法使用电脑和做瑜伽。疲劳妨碍了我的社交生活。由于腹泻、胃痛和反酸，我有时不得不尴尬地退出会议和演讲。脱发更是令我一头金色秀发减少了1/3。除此之外，我还要忍受数不清的其他症状的折磨。

上述症状的折磨、高水平的抗甲状腺抗体以及刨根问底的强烈愿望驱使我进行深入探索，因为我希望知道是否能够采取其他措施让病情好转。

就这样，我踏上了为桥本甲状腺炎寻找生活方式干预手段的旅程。我搜索了所有顶级医学期刊的文献综述，浏览了各种在线患者论坛，深入阅读了各种健康书籍，咨询过专业医疗保健人员，也参加过各种结合医学和整体医学专业培训。为了缓解病情，让自己能像个正常人一样生活，我尝试过多种干预措施。

通过亲身实践，我惊讶地发现，困扰我3年的反酸、久咳以及折磨我10年之久的肠易激综合征在3天之内就得到了解决。方法很简单，只需戒掉使我过敏的两种食物即可。我的其他症状也很快消失了，我还学会了如何为身体提供正确的营养支持，倾听身体发出的微妙信号：身体正是通过这些信号告诉我，哪些食物不适合我。

随着时间的推移，我的抗甲状腺抗体水平降低了，头发开始重新生长，手腕也恢复了正常，腹胀和腹痛也不再反复发作了。我终于再次体会到了正常人的健康、快乐和舒适。

这给我带来的最大收获，是我终于可以追寻梦想了。脑雾、疲劳和虚弱感一扫而空，我不再被疾病所束缚，我终于有机会成为我希望成为的人。我从一个疲惫不堪、郁郁寡欢、自我怀疑甚至无法照顾自己的"懒人"蜕变成一个在大多数时候都认为自己无所不能的人。我的大脑恢复了活力，自信心更是达到了前所未有的高度。后来，我成了一名作家和纪录片导演，甚至还当了妈妈，这些都是我在沉疴中不敢奢望的事情。

蝴蝶是蜕变的象征，甲状腺也是蝶形的，有时候我甚至认为这并非巧合。如果您能摆脱疾病，掌握自己的命运，那么您与疾病的斗争过程会帮助您成为自己一直希望成为的人。有句话我很喜欢，即"当毛毛虫以为它的世界即将走到尽头时，它变成了一只蝴蝶"。

我通过亲身实践发现了一个事实，而且它在我治疗过的成千上万名桥本甲状腺炎患者身上得到了反复验证，即治疗桥本甲状腺炎需要多管齐下，因为这种疾病通常是由甲状腺激素失衡、营养缺乏、食物敏感、应激处理能力受损、排毒能力受损、肠黏膜通透性增加以及一种或多种慢性感染共同造成的。

这看上去很复杂，涉及面很广，但有个好消息，那就是改善营养是恢复健康的基石，改善营养可以极大地减轻症状。某些情况下，这些改变可能会使您的病情得到彻底缓解。改变结果通常要从改变原因开始，所以，没有比从身体需要的燃料着手更好的方法了。是的，通过上述改变，您会再次拥有美丽、舒适、平静和健康。

以饮食为重点

当我意识到是生活方式和饮食的改变以及功能医学让我完成了上述蜕变后，我希望将这个发现告诉全世界。作为一名已治愈的患者，我可以与我的患者产生共情，并为数百万人由于无法获得可以改变其一生的信息而只能继续在痛苦中挣扎而感到不安。虽然我一直是个有点儿保守且注重隐私的人，但我深知这些信息能为患者带来极大的帮助，所以我决定与全世界分享。而且我身兼药剂师和患者这两重身份，自然就成了向人们传播这些信息的最合适人选。

拥有掌控自身健康的能力令我感到无比自信，于是我决定追寻梦想，写一本有关个人经历和心得体会的书。尽管我的高中写作课老师曾评价说我的文字跳跃性太大，让人难以理解，而且我的幽默感也很老套，但我还是决定一试。于是，我的第一本书，即《桥本甲状腺炎：通过改善生活方式消除病症》于2013年面世了。出人意料的是，这本书竟然登上了《纽约时报》畅销书榜。更令我感到震惊的是，许多读者表示他们从这本书中看到了自己的影子，这说明他们也有类似的遭遇。我惊讶地发现，原来有那么多桥本甲状腺炎患者在苦苦寻找恢复健康的方法。有些人特地给我发来信息，称这本书通俗易懂，他们一口气就看完了，这令我颇感欣慰。

在《桥本甲状腺炎：通过改善生活方式消除病症》一书中，我专门留出一章对据称能够治疗桥本甲状腺炎和其他自身免疫性疾病的各种饮食疗法进行了讨论。当时，我的目标是鼓励读者找出自己的致病根源，而且提供了各种手段帮助他们找到可以改善症状的方法。那本书是一本治疗手册，但在许多方面，它更像是一本自助指南，能帮助患者深入了解自己。

虽然不少读者认为书中所载方法很有帮助，但仍然有些人感到不知所措，因为他们需要做大量与自身健康相关的"侦探"工作。他们真正需要的是一个简单而具体的方案，或者用特雷斯卡（我的一位读者）的话说，是一个"手把手指南"。因此，我投身于功能医学这一正在发展的新兴学科，对我的个人实践经验以及对桥本甲状腺炎患者的治疗心得进行总结。最终，我将收集到的信息提炼成三个基本方案，它们正是我的第二本书——《桥本甲状腺炎90天治疗方案》的核心。

该书中的每一个方案都针对桥本甲状腺炎患者最常见的弱点，并以饮食为重点。除了三个基本方案外，《桥本甲状腺炎90天治疗方案》还提供了一些高级方案。这些方案侧重于采取进一步的干预措施，如优化药物治疗，消除感染、毒素和创伤应激，从而帮助患者恢复健康。

这两本书中涉及的饮食调整内容对桥本甲状腺炎的治疗至关重要，但由于篇幅所限，没有进行展开介绍。很多读者希望我能在食物和营养方面提供进一步的指导，还有不少人向我表达了深入了解如何在现实生活中践行书中饮食方案的渴望。此外，他们还提出了各种各样的问题，如：我是否愿意分享更多的珍藏食谱？使食物更有口感的秘诀是什么？如何在一整天都在外边吃饭的情况下也能吃到健康食物？我在症状缓解多年之后采取的是什么饮食？等等。

虽然我不是专业厨师，但我热爱烹饪，也常与家人、朋友、患者和读者分享一些营养小贴士。所以，当我再次提起笔时，我决定把重点放在食谱和营养指导上。如今，这本书终于创作完成，而且到了您的手中。我很荣幸，也很高兴为您提供这些营养知识。在接下来的章节中，我将向您分享我和家人最喜爱的食物。

通过阅读本书，您还能学会轻松改变饮食方式的最佳策略。为了使疾病的治疗过程充满乐趣，我萌生了为读者创作一本最有帮助、信息最全面、方法最实用的桥本甲状腺炎专用营养手册的念头。经过精心筛选，本书中的大多数食谱都简单易用，因为我太知道疲惫、忙碌和不知所措是什么感受了。

在分享这些食谱的同时，我也向读者分享了我的一片心意。书中的大多数食谱都是我和家人的最爱。其中许多食谱是波兰传统美食，不少是我祖母、母亲和姨妈们传下来的。经过改良，这些食谱在保留原有美味的同时，去除了可能引起食物敏感的成分。我很乐意将它们介绍给您和您的家人。希望广大读者能像我在创作时一样，满怀热情地阅读本书，并爱上其中的食谱。

当您开始将书中的建议付诸实践时，我希望它能唤醒您的自我康复能力，帮您了解身体的需求。本书的写作目的是为您提供适当的营养支持手段，因为充足的营养可以向您的身体发出安全信号，支持它恢复健康。桥本甲状腺炎患者需要特殊的营养支持，书中的营养方案和食谱正是为了满足这些需求而设计的。

在营养素方面，我也会为您提供充足的信息，让您有能力做一名掌控自身命运的绝对王者。为了做到这一点，您需要了解每种宏量营养素需要摄入多少才能达到最佳治疗效果，哪些微量营养素对您的恢复最重要，以及您可以服用哪些营养素来帮助消化。

本书中，食物和营养是应予以充分重视的核心要素。作为读者，您应该深入了解如何通过饮食手段治愈自己。但这并不意味着饮食可以治愈一切，这也是我设计的饮食方案中还包括其他一些关键因素的原因。

本书的读者对象并非营养师和厨师。相反，它是为那些渴望掌控健康、希望获得各种手段优化自身营养水平以及梦想无须整天泡在厨房里也能做出美味食物的男男女女们准备的。

现在，您准备好了吗？

第一部分

桥本甲状腺炎营养学

第一章

桥本甲状腺炎与食疗的潜力

自2009年被确诊患上桥本甲状腺炎以来，我一直渴望采取某些措施让自己尽量保持健康。我想知道是否有办法缓解我的症状，以及是否有办法扭转我的病情，或者至少使其不再恶化。于是我开始探索导致我身体出状况的根本原因，并最终开启了一段健康之旅。这段旅程让我摆脱"受过传统培训、对一切自然事物都持怀疑态度的药剂师"的固定思维模式，踏上了通往健康、活力的坦途。

通过采取各种干预措施，我的全部症状得以消除，病情得到缓解。这些在《桥本甲状腺炎：通过改善生活方式消除病症》和《桥本甲状腺炎90天治疗方案》中多有讨论，其中最为关键的是以食物和营养为核心的策略。尽管桥本甲状腺炎的治疗有许多可以调整的因素，但根本的是饮食和营养。

我治疗和接触过的桥本甲状腺炎患者成千上万。他们中，有的我亲自接待过，有的参加过我举办的节目，还有的对我在前两本书或博客中提出的干预手段进行过反馈。我发现，食物在帮助患者改善病情方面扮演着不可或缺的角色。在本书中，我将向您展示如何使用食物进行治疗。在我们探究各种饮食细节和享受烹饪乐趣之前，有必要对桥本甲状腺炎的概况以及饮食对这种疾病产生巨大影响的原因做个介绍。

甲状腺究竟是什么

甲状腺是位于颈部喉结下方的一个蝶形腺体。它产生的甲状腺激素能影响人体几乎所有器官的功能，包括开启和完成食物代谢、优化维生素摄取等。此外，甲状腺激素对其他激素的合成以及神经系统的发育也至关重要。由于甲状腺具有维持体温的作用，因此被称为人体的"恒温器"。甲状腺功能会间接影响人体的各种生化反应，因为这些反应只有在温度适宜的情况下才能正常发生。

何谓桥本甲状腺炎

桥本甲状腺炎是一种自身免疫性疾病。换句话说，它是一种以免疫系统攻击自身细胞为特征的疾病。在桥本甲状腺炎中，受到攻击的细胞位于甲状腺；类似地，其他自身免疫性疾病，免疫系统会针对特定的身体部位发起攻击。当免疫系统把甲状腺当作病原体或其他有害物来进行攻击时，甲状腺便会受到损伤，从而导致其制造甲状腺激素的能力下降。这种状况被称为"甲状腺功能减退"或"甲状腺功能不全"。

在美国、加拿大、欧洲国家以及其他供应加碘盐的国家，大多数甲状腺功能减退病例都是由桥本甲状腺炎引起的（在一些不采用加碘盐的发展中国家，碘缺乏是造成甲状腺功能减退的主要原因）。然而，很少有甲状腺功能减退患者做过桥本甲状腺炎检测，甚至很少有医生告知患者他们可能患了自身免疫性疾病。医生通常建议他们服用人工合成的抗甲状腺药物来弥补甲状腺功能的不足。这种措施是必要的，也很有效，但并不能解决造成甲状腺功能减退的原因，因此免疫系统对甲状腺的攻击持续存在。

这种治疗方法是常规医学模式造成的，因为在这种医学模式的指导下，无论病因如何，医生都会使用人工合成的抗甲状腺药物治疗大多数甲状腺疾病。患上桥本甲状腺炎之后，患者通常需要定期检测其甲状腺激素水平，根据需要调整药物剂量，并对其他自身免疫性疾病进行筛查。

这种治疗方法，可以使促甲状腺激素水平恢复正常，但在消除症状方面效果难以令人满意。换句话说，化验单上的漂亮数字并不能转化为实质的病情改善。有些患者告诉我，医生每次都会拿着化验单跟他们说，你的病情已经完全得到控制了，这令他们感觉糟糕极了。这种情况下，没有人是赢家：患者会越来越沮丧；而医生，会越来越忽视患者的诉求。

如果您患有自身免疫性甲状腺病，可能还有这样的困惑：您的病情会在甲状腺功能减退和甲状腺功能亢进之间波动，甚至两种情况同时出现。当甲状腺组织被免疫系统破坏后，储存于其中的甲状腺激素便会释放入血，从而引起血甲状腺激素水平过高。这会导致暂时性的甲状腺功能亢进，造成体重减轻、焦虑、易怒等一系列症状。一旦这些甲状腺激素被代谢掉，甲状腺组织受损、功能减退就表现出来了，于是会出现疲劳、畏寒和关节疼痛等症状。

桥本甲状腺炎的临床表现

桥本甲状腺炎具有一系列独特表现。如果您患有该病，可能时而表现出甲状腺功能减退的症状，时而表现出甲状腺功能亢进的症状，有时这两种情况甚至会同时出现。此外，您还可能表现出自身免疫性炎症相关的症状。

以下是甲状腺功能减退和甲状腺功能亢进的临床表现：

甲状腺功能减退	甲状腺功能亢进
畏寒	怕热
抑郁	焦虑
关节疼痛	突眼
疲劳	疲劳
脱发	脱发
健忘	易怒
肌肉痉挛	心悸
便秘	食欲增加
性欲减退/丧失	体重减轻
月经不规律	月经不规律
身体僵硬	震颤
皮肤干燥	

其他自身免疫性疾病的症状包括反酸、肾上腺"疲劳"（肾上腺功能低下）、平衡障碍、腹胀、便秘、腹泻、感觉自己与外界隔离、牙龈炎症、肠易激综合征相关症状、易惊、皮疹、眩晕、虚弱以及其他炎症表现。

需要找出问题的根源并采取综合手段进行治疗才能消除这些症状。

我们通常更关注桥本甲状腺炎的临床症状，却忽略了一个重要的问题，即作为患者，您的感受是什么：您被什么思想和感觉支配着，以及这种疾病对您的内心世界产生了多大的影响。我能理解您的感受，并且希望通过分享我个人和其他患者的经历让您知道，您并不是一个人在战斗，而且您会康复起来。

患上桥本甲状腺炎是什么感觉

我需要在此坦白，我在药学院读书期间曾一度认为甲状腺疾病没什么可学的，因为这类疾病无外乎两种情况：要么甲状腺激素过量，需要服药来降低甲状腺激素水平；要么甲状腺激素不足，需要服药来提高甲状腺激素水平。然而，我个人的康复经历告诉我，桥本甲状腺炎一点儿也不简单。我也从无数患者身上证实了这一点。

药物并不总能治愈甲状腺疾病或消除相关症状。对于桥本甲状腺炎患者来说，药物无效会令他们失去对身体甚至精神的控制。我曾经在脸谱（Facebook）社区提问："得了甲状腺疾病是什么感觉？"不少回复都是围绕失落感展开的。一位女士形容这种感觉"就像你在很多方面不再认识自己一样"。她说："你会一直试图寻找之前的那个'我'，但她早就不复存在了。我很怀念患病之前的那个女孩儿。"另一位患者说："我感觉自己完全变了个人，似乎无法找回过去的自己了。为此我心生怨恨。更糟糕的是，没人理解这种感受。朋友、家人、医生……他们都不理解。所以，我几乎到了崩溃的边缘。"

确诊之后，我也经历过一段与过去抽离的时期。我变得麻木，对生活打不起精神，也不再有任何情绪波动（无论好坏）。

虽然我愿意将首要任务放在讲述治疗方法和步骤上，但患者的感受也是患病经历中最真实的一部分。而且我希望读者了解，出现这种情绪波动是正常的。所以请您花点儿时间来让自己感到舒适，因为此时善待自己十分重要。我希望您能明白，您并没有发疯，这些症状很可能是桥本甲状腺炎造成的，而且您一定会康复起来！

桥本甲状腺炎的检测项目

　　桥本甲状腺炎的症状会发生变化，有时甚至会变得不再具有特异性，这是人们很难对其作出明确诊断的原因。正如前文所述，我也是被病魔折磨了十几年之后才被最终确诊的。在我接触过的患者中，从症状出现到正式确诊花上10年时间几乎是个常态。即使他们没有被误诊，通常也得不到正确的治疗。我写作本书的目的是通过提供信息，让您成为一个有能力主动出击的人，一个不需要苦等答案的人，一个清楚该采取哪些行动的人，从而早日走上康复之路。而这一切都要从甲状腺检查开始。

　　桥本甲状腺炎通常需要通过甲状腺功能检查、甲状腺超声检查或组织活检进行诊断，其中甲状腺功能检查最为方便。

甲状腺功能检查

促甲状腺激素

　　促甲状腺激素主要负责调节甲状腺细胞的增殖、甲状腺血液供应以及甲状腺激素的合成和分泌，在维持正常甲状腺功能中起着重要的作用。促甲状腺激素检查是甲状腺功能的筛查项目。如果您有甲状腺病症状，医生很可能建议您做该项检查。

　　在晚期桥本甲状腺炎和原发性甲状腺功能减退病例中，促甲状腺激素水平会升高。而在弥漫性毒性甲状腺肿和甲状腺功能亢进晚期病例中，促甲状腺激素水平会降低。遗憾的是，检测促甲状腺激素并不总能在早期诊断出桥本甲状腺炎，因为此时促甲状腺激素水平起伏不定。即使您症状非常明显，促甲状腺激素的检测结果也可能是正常的。当我出现疲劳、健忘、大量脱发，并且晚上需要盖两条毯子才能入睡，睡眠时间长达12小时时，我的促甲状腺激素检测结果却是正常的。

　　当时，我的促甲状腺激素值是4.5mIU/L。当时的正常参考范围是0.2～8.0 mIU/L，美国的大多数实验室采用的都是这一标准。但问题是，这个标准将老年患者和其他甲状腺功能受损患者也包括在内，因此范围过宽。基于这一标准、许多医生可能无法及时识别促甲状腺激素水平升高的患者（这也是您应该坚持向医生索要检查结果的原因）。

但好在促甲状腺激素的正常参考范围正在发生变化。近年来，美国临床生物化学学会指出，95% 的非甲状腺疾病个体促甲状腺激素水平低于2.5mIU/L。美国临床内分泌医师学会将新的促甲状腺激素正常参考范围设定为0.3～3.0mIU/L。功能医学医生则进一步将健康人的促甲状腺激素正常参考范围设定为1.0～2.0mIU/L。

抗甲状腺抗体

桥本甲状腺炎患者最好接受包含抗甲状腺抗体在内的血液检测，因为这些检测能够提示检测对象是否存在甲状腺自身免疫。桥本甲状腺炎患者体内水平升高的两种抗体是：

- 甲状腺过氧化物酶抗体（TPO 抗体）
- 抗甲状腺球蛋白抗体（TG 抗体）

一般情况下，抗体水平越高，甲状腺受到的攻击就越猛烈。

最新研究表明，80%～90% 的桥本甲状腺炎患者体内存在 TPO 抗体。尽管如此，威斯康星大学综合性甲状腺医学中心的研究人员发现，细胞学检查阳性的桥本甲状腺炎患者只有一半被检出 TPO 抗体。所以，即使抗甲状腺抗体检测结果为阴性，您也有可能患有桥本甲状腺炎，这就是所谓的"抗体阴性桥本甲状腺炎"。这类患者，可以通过超声检查或侵入性检测（如细胞学检查）来确诊。

三碘甲状腺原氨酸（T_3）和四碘甲状腺原氨酸（T_4）

当桥本甲状腺炎表现为甲状腺功能减退时，T_3 和 T_4 的水平会降低。T_3 和 T_4 检测不仅能为诊断提供帮助，还有助于确定抗甲状腺药物的剂量。我建议患者做游离 T_3（FT_3）和游离 T_4（FT_4）检测，而不是总 T_3（TT_3）和总 T_4（TT_4）检测，因为前者测量的是可与甲状腺激素受体相互作用的未结合甲状腺激素的水平。

> ## 检查，检查，再检查
>
> 　　大多数仅接受过传统培训的医生认为，只要您的抗甲状腺抗体检测结果呈阳性，就没必要重复检测了。对此，我不敢苟同。抗甲状腺抗体检测有助于确定您正在遭受的攻击的严重程度，并能跟踪干预措施取得的进展。为了跟踪了解甲状腺的健康状况，我建议您每1~3个月做一次抗甲状腺抗体检测。抗甲状腺抗体水平降低10%以上应被视为一个积极信号，表明您采取的干预措施是有效的。
>
> 　　一般情况下，抗甲状腺球蛋白抗体水平高于500IU/mL被认为病情严重，而低于100IU/mL表明桥本甲状腺炎已经得到缓解。任何幅度的抗体水平降低都是病情缓解的积极信号。但正如前文所言，抗体检测结果为阴性并不能排除桥本甲状腺炎。所以，我建议您不必太执着于数字的变化，而应专注于自己是否感觉更好。

甲状腺超声检查

即使甲状腺功能检查结果未提示任何异常，有些人仍然可能患有桥本甲状腺炎。这种病例可能需要使用甲状腺超声检查进行诊断。临床医生发现，即使在抗体检测结果呈阴性的情况下，甲状腺超声检查仍然可能提示患者存在与桥本甲状腺炎一致的病变。

细胞学检查

甲状腺细胞学检查是通过一根细针将细胞从甲状腺中取出来，然后在显微镜下观察并判断甲状腺病病理类型的一种方法。由于具有侵入性，细胞学检查通常用于判断甲状腺结节是良性的还是已发生癌变。有的患者是在检查甲状腺结节时，无意间发现自己得了桥本甲状腺炎。

虽然我不推荐将细胞学检查作为诊断桥本甲状腺炎的首选手段，但这项检查的确更有可能在其他检测手段漏诊的情况下发现更多的桥本甲状腺炎病例。正如我的朋友、世界著名甲状腺病专家艾伦·克里斯蒂安森医生所言："在血液检查结果呈阴性时，医生不妨多听听患者的意见。除非在显微镜下对每个甲状腺细胞都做了观察，否则我们无法排除桥本甲状腺炎。"我同意这种说法，因为有些患者存在症状，但他们的血液检查和超声检查结果并无任何异常，他们也因此错过了及时采取干预措施的机会。

尽管这些检查可以揭示您患有桥本甲状腺炎，但它们并不能让我们深入了解这种疾病的根源。然而，只有找到疾病的根源，才能更好地制订解决方案。为此，我们需要研究自身免疫的原理，而所有自身免疫性疾病都存在共同的诱因。

自身免疫性疾病的根源

弄清楚自身免疫的发生机制，可以为我们了解桥本甲状腺炎的发病方式及其治疗方法提供重要线索。

目前人类已知的自身免疫性疾病至少有80种，包括桥本甲状腺炎、1型糖尿病、类风湿关节炎、狼疮、乳糜泻，等等。虽然这些疾病表现各不相同，但研究表明，所有自身免疫性疾病都存在共同之处。麻省总医院研究与治疗中心主任阿莱西奥·法萨诺博士发现，自身免疫的形成基于以下三个必要条件：

- 易感基因
- 触发因子
- 肠黏膜通透性增加

人们一度认为，在这些因素的共同作用下，一旦免疫系统被激活，就再也没有回头路了。换言之，自身免疫性疾病被认为是不可逆的。但好在那个时代已经过去了。

研究表明，自身免疫的发生类似于一个"三条腿的凳子"，只有上述三个因素同时存在才能导致自身免疫性疾病发生。虽然我们无法选择或改变自己的基因，但我们可以影响基因的表达，进而掌控免疫系统。我们可以通过以下两种方法来应对自身免疫性疾病：一是确定并消除引起自身免疫的诱因，二是确定导致肠黏膜通透性增加的根源并采取措施修复肠黏膜屏障。

当诱因消除和 / 或肠黏膜屏障得到修复后，自身免疫性疾病会获得显著缓解，在某些情况下甚至会完全缓解。在过去几年间，我一直在研究桥本甲状腺炎的诱因，并制订了应对和消除这些诱因的策略。为了加深读者对这些策略的理解，我们先来探讨桥本甲状腺炎的诱因。

桥本甲状腺炎的诱因

除了肠黏膜通透性增加，桥本甲状腺炎还存在6种潜在诱因：食物敏感、营养耗竭、应激处理能力受损、排毒能力受损、消化困难和慢性感染。不同桥本甲状腺炎患者有不同的诱因组合，这意味着很难找到一种方法对所有桥本甲状腺炎患者都有效。但我发现几乎所有桥本甲状腺炎患者在发病根源上都存在共性，即他们之间存在相同的致病因素和失衡，而且许多失衡是可以通过适当的营养支持加以解决的。

尽管这种疾病的诱因和应激源因人而异，但身体通常会以一种可预见的方式对诱因和应激源作出反应，把人体从"活跃状态"调整为"生存状态"。我在几乎所有桥本甲状腺炎患者身上观察到了同样的机制。

我把这种机制称为"桥本甲状腺炎恶性循环"。在这个循环中，所有病因都是相互关联的，因此，仅仅补充甲状腺激素并不能让大多数患者完全康复。桥本甲状腺炎的诱因会令身体孱弱下去，但营养支持可以让身体再次强健起来。

通过饮食营养治疗消除诱因

饮食营养治疗之所以对桥本甲状腺炎有效，是因为这种疾病存在以下诱因。

1. 微量营养素缺乏。大多数桥本甲状腺炎患者都严重缺乏微量营养素。微量营养素缺乏可能是采取西方饮食模式、食用营养价值低的食物、低热量饮食、缺乏消化酶、感染或食物过敏引起炎症、药物治疗和肠道菌群失调造成的。甲状腺激素不足也能引起营养缺乏，因为这会导致人体从食物中获取营养变得困难和低效。

桥本甲状腺炎病情发展的5个阶段

桥本甲状腺炎如果处置失当，会导致患者出现其他自身免疫性疾病。桥本甲状腺炎一般会经历以下5个阶段。

第一阶段：患者发现自己存在桥本甲状腺炎的遗传倾向，但甲状腺功能正常，甲状腺组织未受到自身免疫攻击。

第二阶段：开始出现针对甲状腺组织的自身免疫攻击，但此时甲状腺仍能合成足量的甲状腺激素。虽然大多数甲状腺检查结果依然正常，但许多人的抗甲状腺抗体检测结果开始呈阳性，甲状腺超声检查也可能提示存在与桥本甲状腺炎一致的病变。但促甲状腺激素筛查结果显示促甲状腺激素水平正常。第二阶段是症状的初始阶段，由于大多数医生未能选择正确的检查项目，许多人会被误诊为其他疾病，如抑郁症、焦虑症或疑病症。该阶段是实施生活方式干预的最佳阶段。

第三阶段：甲状腺激素的合成能力开始下降。此时促甲状腺激素水平会略有升高，但T_3/T_4正常。更多的症状开始出现，所以患者被确诊的概率更高。但一些医生可能对促甲状腺激素水平轻微升高不太重视，往往建议患者再观察一段时间。在该阶段，除了改善生活方式，还可以服用甲状腺激素类药物。

第四阶段：甲状腺激素的合成能力失代偿，患者开始表现出甲状腺功能减退。此时检查结果会提示促甲状腺激素水平升高，T_3/T_4降低。症状会在该阶段加重。大多数医生会为患者开具甲状腺激素类药物。

第五阶段：这是其他自身免疫性疾病的发病期。服用甲状腺激素类药物或手术切除甲状腺并不能阻止其他自身免疫性疾病的发展。起初仅患一种自身免疫性疾病的人可能会被诊断出其他自身免疫性疾病，如狼疮、牛皮癣或干燥综合征。好消息是，通过生活方式干预、饮食营养治疗和消除其他自身免疫性疾病的病因，不仅有助于改善桥本甲状腺炎，还能帮助控制其他自身免疫性疾病。

营养缺乏会造成桥本甲状腺炎恶化。通过补充营养素，可以缓解病情、强健体魄。

2. 宏量营养素缺乏。桥本甲状腺炎患者的饮食中通常缺乏蛋白质和脂肪。这二者是支持身体生长和修复的重要宏量营养素。宏量营养素缺乏可能是由高碳水化合物饮食、脂肪恐惧症、素食/纯素食饮食以及蛋白质或脂肪消化能力受损造成的。

蛋白质消化能力受损还会造成左旋酪氨酸和左旋谷氨酰胺缺乏。这两种氨基酸在桥本甲状腺炎的治疗中起着重要作用。左旋酪氨酸是生产甲状腺激素的必需氨基酸，而左旋谷氨酰胺是维持肠黏膜屏障和免疫功能正常的必需氨基酸。桥本甲状腺炎患者这两种氨基酸的水平通常较低。改善机体对蛋白质的消化吸收能力可以帮助恢复这两种重要氨基酸的水平。

3. 消化液和消化酶缺乏。研究发现，桥本甲状腺炎患者和甲状腺功能减退患者通常缺乏胃酸。缺乏胃酸会影响机体对蛋白质的消化，从而导致左旋酪氨酸和左旋谷氨酰胺缺乏。

约1/3的桥本甲状腺炎患者缺乏胆汁和/或胰酶，这会使脂肪吸收出现问题。此外，高达80%的桥本甲状腺炎患者存在膳食纤维消化困难。人体的消化功能需要大量的能量支持，因此，这些患者容易疲劳。食用易消化的食物和有针对性地补充消化酶可以迅速帮助身体恢复消化能力，消除疲劳。

4. 血糖波动。许多桥本甲状腺炎患者对碳水化合物不耐受。如果您也是其中一员，那么您很可能存在血糖波动的情况，其特征是在摄入碳水化合物类食物后血糖迅速升高，胰岛素大量释放，接着是血糖迅速下降。这会导致各种不适，如紧张、头晕、焦虑和疲劳，还会造成肾上腺应激。

在应激状态下，肾上腺会释放大量皮质醇，产生促炎介质，后者与免疫反应密切相关。这一模式最终导致皮质醇分泌量发生变化，进而引起一系列症状，包括慢性疲劳、情绪波动和肌肉萎缩。通过改变饮食模式使血糖保持稳定是保护肾上腺免受应激损伤、治疗甲状腺功能减退的重中之重。情绪、能量水平、大脑功能和体重等方面的改善则是血糖恢复稳定后的附带作用。

5. 毒素蓄积。 我们每天都会受到毒素的轰炸。毒素几乎无所不在，它们存在于我们吃的食物中，存在于我们喝的水中，存在于我们使用的个人护理用品中，存在于家用清洁产品中……许多毒素可以干扰激素的合成，影响甲状腺功能，加重自身免疫问题。例如，氟化物可能引起炎症和甲状腺细胞死亡，使人罹患甲状腺炎。毒素蓄积还会带来其他一系列问题。我们可以采取措施尽量减少毒素暴露，从而消除毒素蓄积带来的影响，如选择低毒工具和低毒食物（详见第四章）、摄入特定食物和营养素支持排毒等。

6. 食物敏感。 食物敏感是我在桥本甲状腺炎患者身上观察到的最常见诱因。食物敏感和食物过敏并不相同。食物过敏是人体对食物的直接反应，常常会危及生命。食物过敏引起的反应被称为"I型超敏反应"，由免疫球蛋白E（IgE）介导。而食物敏感被称为"IV型超敏反应"（又称"迟发性过敏反应"），由免疫球蛋白G（IgG）介导。顾名思义，迟发性过敏反应的症状并不会立即显现。食物敏感有可能需要长达4天时间才会表现出症状，这也是大多数人很难将食物敏感与相关症状联系起来的原因之一。举个例子，当你周五出现过敏症状时，可能很难想到周一吃的玉米是罪魁祸首。

桥本甲状腺炎也被视为一种迟发性过敏反应，而且常可在患者的甲状腺组织中检出IgG。以我的经验，每当我吃下会引起IgG水平激增的食物后，抗甲状腺抗体水平似乎也随之升高，症状会随之加重。虽然其原因尚待更多的研究来揭示，但人们猜测这可能是致炎食物蛋白与甲状腺组织存在交叉免疫反应的结果。这为我们提供了一个绝佳的治疗机会，大多数桥本甲状腺炎患者（该比例在我的患者和读者中为88%）在排除最常见的致敏食物后，其甲状腺病症状减轻了，抗体水平也下降了。

7. 肠黏膜通透性增加。 研究发现，所有自身免疫性疾病患者都存在一定程度的肠黏膜通透性增加。这会干扰免疫系统的自我调节能力，使身体进入一种不利于康复的持续自身免疫攻击模式。

肠黏膜通透性增加可引起诸多症状，如腹胀、胃痛、肠易激综合征和反酸等。同样的症状在桥本甲状腺炎患者中也很常见，但并非所有存在肠黏膜通透性增加和／或患桥本甲状腺炎的人都会有上述症状。无论是否有症状，肠黏膜通透性增加都会导致人体排毒功能和其他重要功能无法获得足够的能量支持，进而造成毒素排出量降低。

不少因素可以导致肠黏膜屏障受损，如压力、剧烈运动、手术创伤、肾上腺激素失衡、肠道感染、毒素蓄积、消化酶缺乏、使用非甾体抗炎药、饮酒、营养不良、（鼻窦或口）感染以及食物不良反应。我们可以通过解决营养问题为肠道健康提供支持，如避免食用致敏食物、解决营养缺乏问题、补充消化酶和益生菌等。这三个关键步骤对大多数桥本甲状腺炎患者都有效。

我制订的生活方式干预方案，就是为了逐步瓦解这种恶性循环，通过修复受损的机体系统来恢复平衡，帮助身体完成自我重建。为身体提供营养支持可以帮助您消除上述因素、恢复健康。

通过饮食营养治疗实现康复目标

成千上万的人在采用了我提出的"疾病根源法"之后恢复了健康。数以百计的患者向我分享了他们的成功故事，我将这些故事写进了《桥本甲状腺炎：通过改善生活方式消除病症》中。

科学家认为桥本甲状腺炎是无法治愈的，但我相信大多数人有足够的能力和知识使病情得到缓解。不同的自身免疫性疾病，"病情缓解"的定义并不相同。我喜欢将症状缓解看作一段旅途，而不是一个目的地。对我而言，症状缓解是逐步的，而不是一步到位。您每前进一步，都是相对于过去的进步。在这段旅途中，症状缓解、抗甲状腺抗体水平下降、甲状腺组织再生、功能性治愈（意味着您不再有症状表现，也没有迹象表明您的身体或甲状腺中存在自身免疫反应）是值得您停下脚步欣赏的风景。

在采用我提出的方法后，不少患者的抗甲状腺抗体水平下降，有些患者的检测结果不再呈阳性，一小部分患者的甲状腺组织甚至实现了再生，并在医生的监督下停用了抗甲状腺药物。

除了饮食营养方案，我还会分享一些读者的成功故事，他们正是通过遵循本书第三章提供的营养指南再次获得健康的。

饮食能够或无法解决的问题

您可以通过改善营养创造健康奇迹。这也是为什么我把采取不含致敏食物且营养丰富的饮食列为治疗方案第一步的原因。不少人仅仅用了这一种方法就取得了巨大的成功，甚至有患者症状完全缓解。当然，并非所有患者都能一步成功，虽然改变饮食可产生巨大的作用，但作用还是有限的，部分患者需要深挖其他根源并采取相应的干预措施才能继续改善病情。

如前文所述，食物敏感、营养耗竭、应激处理能力受损、排毒能力受损、肠黏膜通透性增加和慢性感染都可能导致桥本甲状腺炎。不同的患者，其诱因可能是一种，也可能是多种。基于本人对成千上万名患者的诊疗经验，我发现改变饮食习惯通常有助于解决食物敏感、营养不良、肾上腺问题、肠道菌群失调和某些毒素造成的其他失衡。饮食有时能够帮助改善严重的营养缺乏，但往往需要营养补充剂和／或消化酶的配合才能彻底解决问题。在更复杂的病例中，营养缺乏可能是由感染或毒素蓄积所致。

某些情况下，可以通过营养支持和排除特定的食物来改善食物敏感。但有些食物敏感是感染引起的，此时需要采取更加严格的饮食控制方案。需要注意的是，虽然控制饮食有时可以缓解肠道感染引起的症状，但它无法治愈大多数肠道感染。肠道感染会造成持续的食物敏感，甚至会使人体对所有的食物产生反应。大多数感染需要采取医疗手段才能治愈，如使用具有抗菌、抗寄生虫、抗真菌或抗病毒作用的药物。

严重中毒可以通过服用营养素和药物或采取其他治疗手段来消除。当前的压力和过去的创伤应激会令我们的身体处于"崩溃"状态，这是再好的营养支持都无法解决的，您需要先减轻压力或寻求专业治疗师的帮助。

当甲状腺因受损而无法产生足量的甲状腺激素时，就需要补充甲状腺激素了。适当的饮食可以预防甲状腺损伤。某些情况下，甲状腺组织能够再生，但再生过程不是一蹴而就的。预防甲状腺损伤比让甲状腺组织再生容易得多。另外，您要知道，任何食物都不能为机体补充甲状腺激素。

之所以在此强调饮食的不足之处，是因为我遇到过不少桥本甲状腺炎患者，他们坚信饮食可以治愈一切疾病。在这一理念的左右下，他们将越来越多的食

标准方法与疾病根源法的对比

如果您是第一次听说桥本甲状腺炎可以通过某些主动策略（或者说除了服药以外的策略）进行治疗，您可能会有所怀疑。但我建议您放下成见，因为这些措施能够赋予您战胜病魔的力量。我提出的疾病根源法不同于传统医学中的标准方法，疾病根源法可以帮您更准确地把握治愈疾病的时机。以下是两种方法的主要区别。

标准方法以 T_4 为核心，主要依赖促甲状腺激素检测来诊断桥本甲状腺炎以及确定是否需要增加或减少左旋甲状腺素的用量。左旋甲状腺素是大多数桥本甲状腺炎患者首选的治疗药物，但它并不是患者唯一缺乏的甲状腺激素。

一些患者经常得不到恰当的药物治疗，因为很多医生总是依据那些过时的参考范围来衡量垂体中的促甲状腺激素水平，而非全身的甲状腺激素水平。

如果存在其他症状，患者会被转到别的科室进行治疗。例如，如果患者脱发，会被转到皮肤科；如果患者抑郁，则会被转诊到精神科；等等。

医生一般不会给患者任何生活方式方面的建议，也不会努力寻找造成甲状腺自身免疫反应的诱因。尽管他们也给患者做其他自身免疫性疾病检测，但很少去追踪抗甲状腺抗体。我提出的疾病根源法以患者为核心，关注的是潜在问题和个人特征。

疾病根源法的内容主要包括以下方面。

· 利用甲状腺综合检查来确认诊断的正确性以及是否需要用甲状腺激素治疗。

· 采用甲状腺激素的最佳与功能性范围，而非过时的参考范围。

· 必要时使用 T_1、T_2、T_3 和 T_4（这四种激素均由甲状腺产生，但最常用的左旋甲状腺素钠片中仅含有 T_4）来优化甲状腺激素的水平。

· 通过消除致敏原、解决营养不良和消化问题来优化身体的营养状况。

· 解决应激反应问题。

· 解决排毒系统的健康问题。

· 解决肠道问题。

· 确定个人独有的致病因素，如慢性感染、毒素蓄积或创伤应激等。

· 每3个月对抗甲状腺抗体追踪检测一次，以确定干预措施是否有效。

· 倾听患者的经历，始终基于患者的症状调整治疗方案。

如果您想完整了解疾病根源法，请阅读《桥本甲状腺炎90天治疗方案》和《桥本甲状腺炎：通过改善生活方式消除病症》。

物排除在日常饮食之外，并期盼这样可以治愈他们的疾病。我的建议是，如果您坚持饮食排除法3个月仍未看到效果，或者这样做反而令您陷入痛苦，那么您体内可能存在未被发现的感染或能引发炎症的其他潜在问题。此时我建议您采取《桥本甲状腺炎90天治疗方案》和《桥本甲状腺炎：通过改善生活方式消除病症》中提供的完整疾病根源法，并到功能医学医生处就诊，以确保您走在正确的康复之路上。

让营养帮你迈出第一步

本书的写作目的是向读者提供以补充营养素为核心的"一站式"烹饪资源，为您的康复提供支持。只有了解了食物对人体的潜在好处和坏处，我们才能认识到饮食的力量。为了驾驭这种力量，我们必须深入研究各种食物的化学性质，因为与人体内部系统发生相互作用的是食物中的各种成分，而非食物本身。这种对食物的细致理解就是我所称的"食物药理学"。

对饮食进行策略性调整是了解人体对优化的营养方案有何反应的唯一方法，详情请参阅下一章。您只须按照食谱操作就能轻松实现这种调整。

现在，您对桥本甲状腺炎的诊断及监测、疾病的发展、常见诱因和治疗模式以及促进康复的营养手段已经有了比较深入的了解，是时候对细节做进一步研究了。下一章，我们将对桥本甲状腺炎的最佳饮食方案涉及的各因素进行讨论。

第二章

营养学基础知识

许多人都有这样的疑问：如何通过饮食治疗桥本甲状腺炎？这个问题十分复杂，因为营养学是一门没有所谓标准答案的科学，很多问题的答案既可能是对的，又可能是错的，因为达到目的的方法不止一种，又或者"彼之砒霜，吾之蜜糖"。虽然临床症状相同，但身体情况各异，因此，不同的人需要不同的干预措施才能将疾病治愈。

您可能见过一些成功案例，甚至从媒体上看到过不少"对每个人都适用的最佳饮食法"。我将这些饮食法称为"饮食教条"。有些人宣称其饮食计划可以治愈一切病症，但另一些人却拿着完全对立的饮食计划说他们也实现了同样的目标。

我很欣赏那些恢复健康之后又去激励他人的康复者。但需要明白的是，对于一个人有效的东西不一定对其他人也有效，即使是对大多数人都有效的方法也不一定对您有效。

作为一名医疗行业从业者和一名科学家，我认为我是饮食不可知论者。所以，我尽量不与教条扯上太多关系，无论它们是关于饮食、药物还是其他治疗方式的。我的目标是找到最成功的解决方案，并让患者和读者认清什么是最有效的。

我个人并不偏好任何特定饮食。事实上，如果让我制订一份理想饮食，我想其中肯定少不了莫吉托酒、玛格丽塔酒、牛角面包和提拉米苏。虽然您可能注意到我在食谱中添加了我个人喜欢的某些元素，如经过改良的莫吉托酒配方，但本书的建议是基于对大多数桥本甲状腺炎患者都有效的临床饮食数据提出的，并非借助饮食强推我个人的某些看法，或者要求人们遵循一些饮食教条或吃某些时下流行的食品。

在本章中，我会向和我一样的科学迷和保健迷们介绍一些饮食方面的知识，比如如何针对桥本甲状腺炎优化宏量营养素和微量营养素的供应，以及饮食调整对您的康复有多么重要。

我的早期营养学实验

2011年，我意识到自己的健康状况随着某些营养素的摄入而得到了显著改善。我有预感，自己肯定不是唯一发现饮食能够改善桥本甲状腺炎病情的人，但我当时并不完全相信改变饮食方式对多数患者都有效。然而，当我开始与桥本甲状腺炎患者接触时，我发现大多数人在采用与我类似的饮食方式后症状都得到了改善。

但我还不想就此草草地下结论。到了2015年，在正式提出饮食建议之前，我决定对桥本甲状腺炎患者进行一次调查。我希望了解通过饮食干预而使病情得到改善的患者比例以及他们采用的饮食方案到底是什么，有多少人采取了相同的干预措施病情却没有得到改善甚至变得更糟，又有多少人在接受干预后抗甲状腺抗体水平出现了下降。虽然我深信患者的经历最有说服力，但我一贯建议：身体会告诉您什么才是最重要的。因此，我决定将抗甲状腺抗体水平下降作为调查的一个客观指标。

客观指标是科学家和医生更倾向于关注的证据类型，因为它们能够确定病情的严重程度，同时也反映了患者体验到的病情改善是否真实可信。一般来说，抗甲状腺抗体水平越高，甲状腺组织受到的攻击就越严重。所以，抗甲状腺抗体水平下降，表明病情相比之前有所减轻。

2232人参与了这项调查，结果令人震惊：超过70%的受访者表示，在改变6种营养成分的摄入量之后，他们的病情得到了改善。具体结果见下表。

2232名桥本甲状腺炎患者的调查结果（2015年）

饮食类型	感觉更好	感觉更糟	抗甲状腺抗体水平下降
基于食物敏感性检测结果的针对性饮食	62%	4.2%	43%
针对自身免疫性疾病的疾病根源原始饮食	75%	4%	38%
无大豆饮食	63%	1.2%	34%
无麸质饮食	88%	0.73%	33%
无谷物饮食	81%	0.74%	28%
普通原始饮食	81%	3.2%	27%
低发漫饮食	39%	0%	27%
素食饮食	30%	28%	23%
低升糖饮食	76%	2.3%	22%
无乳制品饮食	79%	1.5%	20%
无鸡蛋饮食	47%	3%	19%
无茄属蔬菜饮食	48%	2%	14%
无红肉饮食	40%	14%	8%

大多数桥本甲状腺炎患者认为无麸质饮食对他们帮助最大。88%的患者在采用无麸质饮食后感到病情得到了改善，33%的患者抗甲状腺抗体水平下降。另外，81%的患者表示，采用无谷物饮食和普通原始饮食后，他们的病情得到了改善。在去除乳制品和大豆制品后，分别有79%和63%的患者感觉比以前好。采用低升糖饮食的患者中，有76%的人感到病情好转。只有不到5%的人称他们采用这些饮食方案后情况反而变得更加糟糕。此外，在采用基于食物敏感性检测结果的针对性饮食、针对自身免疫性疾病的疾病根源原始饮食、无大豆饮食、无麸质饮食、无谷物饮食、普通原始饮食和低发漫饮食后，检测到抗甲状腺抗体水平下降的患者比例均高于25%。

2016年发表的一篇研究报告给出了类似的结果，而且这些结果是在患者接受饮食干预短短3周后取得的。

越来越多的科学研究证据支持

在上述研究中，180名桥本甲状腺炎患者被随机分为两组，实验组108名患者采用实验饮食，对照组72名患者采用低热量饮食（对食物的种类没有限制或其他指导）。在开始研究前和3周后研究结束时，对实验组和对照组患者的抗甲状腺抗体（TPO抗体、TG抗体和抗微粒体抗体）、促甲状腺激素、游离T_3、游离T_4以及体重、体重指数和机体组分各进行了一次测量。

结果发现，实验组中所有患者的抗甲状腺抗体水平都显著下降。作为甲状腺受攻击严重程度的指标，抗甲状腺抗体水平下降表明这些患者的病情正在好转。

实验组的抗体水平下降情况如下：

- TG抗体水平平均下降40%（$P = 0.013$）
- TPO抗体水平平均下降44%（$P = 0.029$）
- 抗微粒体抗体水平平均下降57%（$P = 0.000$）

我将"病情好转"定义为抗体水平降低10%或以上。从上述结果来看，实验组的效果是非常令人满意的。

相比之下，采用正常饮食的对照组患者抗甲状腺抗体水平则出现了升高，这意味着他们的病情正在恶化。

对照组的抗体水平升高情况如下：

- TG抗体水平平均升高9%（$P = 0.017$）
- TPO抗体水平平均升高16%（$P = 0.004$）
- 抗微粒体抗体水平平均升高30%（$P = 0.028$）

同时，实验组患者的体重和体重指数也均有所下降（体重平均下降5%，$P = 0.000$；体重指数平均下降4%，$P = 0.000$），体脂率也有所降低。

我猜您肯定想知道这种实验饮食是什么，对吧？在营养成分上，这种饮食由12%～15%的碳水化合物、50%～60%的蛋白质和25%～30%的脂肪组成（相比之下，标准西方饮食中碳水化合物、蛋白质和脂肪的含量分别为50%、15%

和35%）。其他饮食细节包括以下几点。

1. 摄入丰富的蔬菜：包括大型绿叶蔬菜。

2. 有选择地摄入肉类：只吃红肉和白肉（包括鱼肉）的瘦肉部分。

3. 排除致甲状腺肿食物：如十字花科蔬菜（包括卷心菜、大头菜、豆瓣菜、芝麻菜、萝卜、山葵）、牛奶、大豆、菠菜、小米、木薯、莴苣、菜籽油以及某些食品添加剂（如用于鱼和肉保鲜的硝酸盐）。

4. 其他需要排除的食物：如鸡蛋、豆类、乳制品、面包、意大利面、水果和大米。

令我感到兴奋的是，一种与我自2012年以来一直推荐的方法极为相似的饮食得到了该研究结果的支持。但该研究采用的饮食与桥本甲状腺炎疾病根源法之间存在一些显著区别。

疾病根源法的理论是，不必将所有致甲状腺肿食物排除在外。致甲状腺肿食物是指可能抑制甲状腺激素合成的食物。棘手之处在于，这些致甲状腺肿食物的作用方式并不相同。在决定是否将某种食物列入桥本甲状腺炎患者的禁忌名单之前，我一般会查阅研究报告和临床结果。某些特定类型的甲状腺肿需要引起我们的格外关注，它们的发生机制通常为甲状腺过氧化物酶或甲状腺激素的释放受到抑制。我建议患者避免摄入以下这些食物，如牛奶、大豆和含碘过多的食物。

科学研究和临床证据表明，有些物质对甲状腺具有不良作用。研究发现，菜籽油和含硝酸盐的加工食品对甲状腺有直接毒性。关于其他食物的危害，如十字花科蔬菜（西蓝花、卷心菜、萝卜等），目前还缺乏证据。

十字花科蔬菜之所以能导致甲状腺肿，是因为它含有一种名为"硫代葡萄糖苷"的物质。大量摄入这种物质会造成甲状腺的碘吸收能力下降，这会为患有缺碘引起的甲状腺功能减退患者带来麻烦（20世纪50年代，缺碘曾是引起甲状腺功能减退的主要原因。如今，大部分桥本甲状腺炎患者并不缺碘，而且大多数十字花科蔬菜中含有的硫代葡萄糖苷并未达到致人缺碘的量）。

根据我的经验，人体对大多数十字花科蔬菜耐受性良好，而且它们对多数桥本甲状腺炎患者有益。十字花科蔬菜有助于排毒，尤其是在煮熟、发酵或微蒸之后。即便是未经处理的十字花科蔬菜也很少带来问题，但患小肠细菌过度生长的患者（因为十字花科蔬菜中富含的低发漫物质会加重小肠细菌过度生长）和携带胱硫醚–β–合成酶突变基因的患者（因为十字花科蔬菜含硫量较高）除外。如果患者担心缺碘和十字花科蔬菜带来的各种问题，我一般建议他们将其蒸熟、煮熟或发酵后食用，因为这样可以分解其中的硫代葡萄糖苷。

疾病根源法并未对饮食的碳水化合物、蛋白质和脂肪的比例进行设定。我不建议所有人都采用一样的宏量营养素比例。相反，我经常鼓励患者尝试不同的碳水化合物、蛋白质和脂肪比例，从而找出最适合他们的数值。有些人，尤

碘含量过高？

科学家们早就知道，碘是维持甲状腺健康的重要营养物质。缺碘是造成甲状腺功能减退的主要原因。为了降低甲状腺功能减退的发病率，不少工业化国家的公共卫生官员建议在食盐中添加碘。但这一做法的结果却适得其反，因为碘是一种安全剂量范围较窄的营养素，用"过犹不及"来形容它非常贴切。碘缺乏会造成甲状腺功能减退，但碘过量同样会导致甲状腺功能减退。如今，碘过量已被认为是诱发桥本甲状腺炎的危险因素。

这与碘在人体内的作用方式有关。经过甲状腺的处理，食物中的碘才能被身体正确地利用。但在甲状腺处理碘的过程中会释放一种名为"过氧化氢"的自由基。硒可以中和过氧化氢，如果您体内有足量的硒，而且利用得当，一般不会发生氧化损伤。但在碘过量的情况下，过量的过氧化氢对甲状腺造成损伤。

给桥本甲状腺炎患者补碘目前仍存在争议。根据我的经验，碘只有在补充得当时才能带来益处。一些研究表明，低剂量补碘配合甲状腺激素治疗可增强疗效。对于大多数桥本甲状腺炎患者而言，服用低剂量的含碘营养素（如复合维生素和孕妇维生素，其中的碘含量为每片 $150\sim220\,\mu g$）通常是安全的，而且有助于康复。

但在我的读者中，有许多人告诉我他们尝试过服用高剂量碘（通过服用补充剂或食用海藻、海带和螺旋藻，每天补充碘 $500\,\mu g$ 以上）。研究人员和这些读者都发

其是爱运动的人，适合采用高蛋白饮食；另一些人，如受脑雾、疼痛和抑郁症困扰的人，则会从高脂饮食中受益更多；还有一些人，生酮饮食对他们更有效。重要的是，您必须根据自己的需求对饮食作出调整，而且您的需求不是一成不变的。

2016年的这项研究也存在局限性。根据该研究的实施方式，我们很难判断成功改善患者病情的因素究竟是限制碳水化合物、限制致甲状腺肿食物、避免高致敏性食物（如含麸质食物、乳制品、大豆和鸡蛋）还是上述措施的某种组合。

该研究设置的对照组也不是严格意义上的对照组（对照组本应采用他们平时吃的饮食，而不是规定的低热量饮食），而且关于"低热量"也没有明确的定

现，高剂量的碘可能导致不良反应，如降低甲状腺激素水平、增加抗甲状腺抗体水平、加重病情甚至加速甲状腺组织的破坏等。即使是那些摄入高剂量碘之后最初感到"更有活力"的人，一段时间之后也会感觉更糟，这是因为能量水平的增加往往意味着甲状腺组织受到了破坏，此时大量的甲状腺激素被释放入血。

我不否认有些患者在摄入高剂量碘之后病情确实有所好转，但这样做的风险大于获益，这就是我不推荐使用高剂量碘的原因。在参与调查的读者中，表示摄入高剂量的碘之后感觉更好、更糟和没有区别（这并不意味着他们的甲状腺相关指标未受影响）的读者比例分别为25%、28%和47%。

对于此前有高剂量碘暴露史的人，我建议他们在短期内限制碘摄入。研究表明，低碘饮食有助于减轻自身免疫对甲状腺的攻击，使因碘过量引起的桥本甲状腺炎患者的甲状腺功能恢复正常。我通过调查发现，限制碘摄入后，32%的人感觉更好，而感觉更糟的患者比例仅为7%。有高剂量碘暴露史的人可在1～3个月内将碘的日摄入量降到100μg以下（甲状腺的碘需求量约为每天52μg，如果您正在服用甲状腺激素类药物，很可能已经从中摄入了足够的碘）。

我在本书的食谱营养成分分析中加入了碘，以便为希望监测碘摄入量的读者提供参考。

义。热量低到何种程度才算低热量呢？有些人将每日膳食总热量低于800kcal①的饮食定义为低热量饮食，有些人则将此指定为1500kcal。显然，两者之间差异巨大。

我希望有研究能在排除过敏原和致甲状腺肿食物的前提下单独关注低碳水化合物饮食，从而更加明确哪些改变最为有效。此外，我特别希望纠正人们对致甲状腺肿食物的认识误区，因为桥本甲状腺炎患者普遍认为所有致甲状腺肿食物在任何情况下都不能吃，但事实并非如此。

我还听说过其他一些有关食物、甲状腺和桥本甲状腺炎的问题。我会在书中对这些问题进行阐述，因为在很多情况下，患者对某些事实的误解会导致其错过康复的机会。

桥本甲状腺炎患者有必要坚持纯素饮食或素食饮食吗

虽然有研究发现纯素饮食可能对甲状腺疾病患者起到保护作用，但我尚未从接诊的大多数桥本甲状腺炎患者那里证实这一点。该研究基于一项问卷调查，调查对象共9.7万人，主要涉及他们的饮食习惯和健康状况。该研究报告称，与采用标准美式饮食（这种饮食中的肉类、脂肪、乳制品、精制碳水化合物和盐都超过了推荐量）的人相比，遵循纯素饮食的人患甲状腺功能减退的概率较低；采用蛋奶素食饮食的人比采用标准美式饮食的人更容易患甲状腺功能减退。因此，纯素饮食降低甲状腺功能减退发病率可能只是因为这种饮食不含乳制品和蛋类，这两者正是桥本甲状腺炎患者常见的致敏食物。

为了验证这一点，我去各地搜寻成功案例。调查发现，虽然部分患者的病情有所缓解，但他们仍然受到各种症状的困扰，如体温低、抑郁、头发脆断、肠易激综合征、皮肤干燥苍白以及其他许多与桥本甲状腺炎有关的症状。

纯素饮食者引证的另一项研究指出，抗甲状腺抗体和N–羟乙酰神经氨酸抗体之间存在联系。N–羟乙酰神经氨酸是一种存在于畜肉（如羊肉、猪肉和牛肉）中的物质。这项研究的报告于2014年发表，报告指出，大多数桥本甲状腺

---

① 1kcal ≈ 4.186kJ。

炎患者体内都存在 N-羟乙酰神经氨酸抗体。但该研究并未说明避免食用畜肉是否会对桥本甲状腺炎的治疗产生影响。而根据我的临床经验，桥本甲状腺炎患者在食用畜肉后身体状况会得到改善。

根据我对读者的调查，在595名素食者中，40%的人报告称不吃红肉令他们感觉更好，而14%的人则持相反说法，只有8%的人称在戒除红肉后其体内的抗甲状腺抗体减少了。

但临床上，我并未在遵循纯素饮食、素食饮食或限制红肉饮食的桥本甲状腺炎患者中观察到很多成功案例。此外，在采用类似原始饮食的饮食法后，之前坚持纯素食的桥本甲状腺炎患者病情得到了缓解。我对读者的调查也得到了类似的结果。尽管有30%的桥本甲状腺炎患者在采取纯素饮食后感觉更好，但仍有28%的人情况变得糟糕。如今，无麸质饮食已成为我向桥本甲状腺炎患者推荐的"黄金饮食"，因为在戒除麸质后，88%的患者称取得了积极的效果，只有不到1%的人感觉更糟了。

值得注意的是，纯素饮食确实会令抗甲状腺抗体水平下降。我的推测是，抗体水平下降是因为该饮食排除了乳制品和蛋类，这二者是桥本甲状腺炎患者常见的两种致敏食物。

但桥本甲状腺炎患者采取纯素饮食和素食饮食是有弊端的。其原因众多，最重要的是以下三点。

- **可导致血糖升高**：桥本甲状腺炎患者经常受到血糖问题的困扰，而碳水化合物含量高的纯素食和素食会令血糖问题恶化。

- **不利于肠道康复**：素食饮食的蛋白质来源，如豆类、乳制品、谷物等，可能阻碍肠黏膜屏障的修复。豌豆蛋白是一种素食替代食品，更容易消化，而且不易引起食物敏感。素食主义者可以将鸡蛋、某些种子和坚果当作蛋白质的首选来源，但桥本甲状腺炎患者可能对这些蛋白质类食物不耐受，尤其是在康复的早期阶段。

- **加剧营养不良**：纯素饮食容易导致多种营养素缺乏，包括维生素 A、维生素 B_3、维生素 B_9、维生素 B_{12}、维生素 D、钙、铬、铜、碘、铁、镁、

吃肉会引起炎症吗

有些人会惊讶地发现我推荐的饮食中竟然有肉类。他们担心吃肉会引发炎症。如果您吃的肉源自规模化饲养的动物，当然会是这样，因为这些动物体内可引发炎症的 ω-6脂肪酸的含量比具有抗炎作用的 ω-3脂肪酸的含量高。但如果这些肉类来自天然方法饲养的动物，情况则正好相反，因为这类动物体内的 ω-3脂肪酸含量要高于 ω-6脂肪酸含量。建议您选择草饲、放牧、野生和自由放养的动物的肉，确保您摄入的是高质量蛋白质，从而为身体康复提供支持。

锰、锌和 ω-3脂肪酸。维生素 B_{12} 和铁缺乏在桥本甲状腺炎患者中非常常见，而且可引起一系列症状。

需要指出的是，纯素饮食可能比标准美式饮食健康，而更接近于原始饮食的饮食模式似乎对大多数桥本甲状腺炎患者最有效。

如何判断哪种饮食更适合自己

以食代药具有两面性。某些情况下，我们可能由于太过依赖某种特定饮食而失去了判断它对人体健康是否有益的能力。针对这种情况，最近人们发明了一个新词，叫"健康食品强迫症"，是指人沉迷于清洁或健康饮食而不可自拔。健康食品强迫症患者失去了判断能力，无法意识到他们所谓的健康饮食才是使他们生病的原因。换句话说，他们已经丧失了凭直觉选择食物的能力。

健康食品强迫症患者还会盲目相信添加或排除某种特定食物可以预防甚至治愈某种疾病或影响健康状况。他们坚信自己所做的一切都是为了健康，但忽视了身体给他们提供的证据。这种情况下，即使他们的抗甲状腺抗体水平升高，即使有更多的症状出现，即使他们感觉更加糟糕甚至出现了营养不良，他们仍然认为自己做的是对的。良好的营养供应的确至关重要，而且食物对我们的康复意义重大，但食物并不是万能的。

虽然我从未患过饮食失调，但我在康复过程中有过健康食品强迫症的经历。在看到无麸质、无乳制品饮食最初带来显著效果但随后到达了平台期时，我决定尝试肠道与心理综合征饮食，这种饮食类似特定碳水化合物饮食。有人宣称这种饮食有助于缓解自身免疫性疾病。虽然这种饮食方式对很多人都有帮助，但对我却没什么用。尽管所有的证据都表明事情在往相反的方向发展，但我仍然坚持了一段时间。

自我评估

请在下述符合您个人情况的选项处打钩。

☐ 我采取的是纯素饮食、素食饮食或标准西式饮食。

☐ 我吃加工食品。

☐ 我从没做过食物敏感性检测。

☐ 我从没尝试过饮食排除法。

☐ 我的皮肤经常长痘或有皮疹，而且伤口愈合得很慢。

☐ 我情绪不稳定，容易焦虑、抑郁或患得患失。

☐ 我的头发又干又脆。

☐ 我从没做过营养咨询。

☐ 我患有缺铁性、缺铁蛋白或缺维生素 B_{12} 导致的贫血。

☐ 我采用的是低脂饮食。

☐ 我总是感到疲惫。

☐ 我经常腹胀、胃痛、便秘或腹泻。

☐ 我的皮肤干燥，肤色发暗。

☐ 我从饮食中排除的食物比增加的多。

☐ 我在饭后感到疲劳。

☐ 我有厌食症、暴食症、过食症或健康食品强迫症等饮食失调病史。

每项分值为1分。如果您的得分大于3分，则说明目前的饮食可能对您无效，您可以通过改变饮食或尝试其他干预措施来恢复健康。

低发漫饮食、小肠细菌过度生长和甲状腺功能减退

　　一项小规模研究报告称，约50%的甲状腺功能减退患者同时存在小肠细菌过度生长。小肠细菌过度生长可能诱发桥本甲状腺炎，还可能造成肠黏膜通透性增加和肠易激综合征。腹胀、放屁多、腹泻和便秘等症状在小肠细菌过度生长中较为常见，这些症状可能因食用含可发酵低聚糖、单糖和多元醇的食物而恶化，这些食物包括小麦、豆类、某些蔬菜和水果、乳制品和甜味剂（例如果糖和高果糖玉米糖浆）。低发漫饮食对小肠细菌过度生长引起的肠易激综合征有潜在疗效。但这种饮食对小肠细菌过度生长的根源没什么作用。39%的桥本甲状腺炎患者报告说，他们在采用低发漫饮食后健康状况有所好转。根据我的经验，这些患者可能同时存在小肠细菌过度生长。

　　本书中的食谱并不是专为低发漫饮食设计的，因为这些食谱中含有许多高发漫食物，如洋蓟、韭菜、大蒜、青葱、洋葱、豌豆、花椰菜、蘑菇、苹果、樱桃、无花果、芒果、香蕉、蜂蜜、腰果和黑豆。即便如此，您也可以通过排除上述食物成分（通常每个食谱只含1～2种）将食谱改良为低发漫版。

　　下列是一些不需要修改的低发漫食谱：

- 鸡肉汉堡小饼和甘蓝条
- 柑橘三文鱼
- 枣汁鸭
- 桥本莫吉托奶昔
- 葡萄鹌鹑
- 南瓜派（含枣泥）

　　除了低发漫饮食，薄荷油和薄荷茶对桥本甲状腺炎也有疗效。据报道，薄荷油和薄荷茶都具有抑制小肠细菌过度生长的作用（可以试试我的薄荷茶食谱）。如果您对发酵食品和某些含乳酸菌及有益链球菌的益生菌反应不良，可以额外补充维生素 B_{12} 和/或铁质。但仅靠低发漫饮食并不能治愈小肠细菌过度生长，还需要配合药物治疗或2～3周的基础排除饮食来解决（详见《桥本甲状腺炎：通过改善生活方式消除病症》中提供的小肠细菌过度生长综合治疗方案）。

在此期间，我的体重从略微超重下降到了严重偏轻，以至于有人问我是否得了厌食症。我的头发也越来越稀少，还长出了可怕的囊性痤疮。我的肤色也晦暗起来，还时常感到疲惫不堪。我将越来越多的食物从饮食中排除，以为只要坚持限制更多的食物就一定能康复起来。最极端的时候，我只吃寥寥几种食物。

后来，我失去了本能的进食能力，我的病情也愈发严重。直到学会倾听身体发出的求救信号，我才真正地好起来。这些信号通常以症状的形式传达出来（有关症状给人的启示，请参阅第三章）。

出现了症状，意味着您对某种食物产生了反应，可能是您缺乏营养或消化酶的表现，或者在提示存在其他致病因素，如肠道感染、毒素蓄积以及应激处理能力受损等。您要了解食物以外的致病因素。有人坚信饮食可以治愈一切，但事实并非如此。如果您已经采取某种健康饮食超过3个月却没有看到效果或者反而因此陷入困境，就应该尽快接受肠道检查，避免引起更大范围的食物敏感。在此，我推荐两个检测项目：针对肠道寄生虫、细菌和酵母菌的胃肠道功能全面评估和针对小肠细菌过度生长的细菌过度生长呼气试验。

当我把营养素、消化酶和更多康复食物（如骨头汤、蔬果汁和蔬果奶昔）纳入饮食后，我的病情迎来了转折。我的感受和气色都得到了改善，对不少食物的耐受性也增强了。通过持续的营养支持、治疗肠道感染和排毒，我能吃的食物越来越多了。

虽然我仍然坚持无麸质、无乳制品饮食，但我已经把其他所有食物都纳入了日常饮食，因为我的身体已经痊愈，可以耐受它们。未来，我会做更加深入的研究，尝试重新加入麸质和乳制品。但现在的幸福生活来之不易，我珍惜尚恐不及，不想因为冒险而毁掉它。有关我的日常饮食详情，请参阅第四章。

康复饮食的共同之处

研究发现，不止一种饮食方式能够治疗桥本甲状腺炎。其中，无麸质饮食、原始饮食、针对自身免疫性疾病的疾病根源原始饮食、无大豆饮食、无乳制品饮食、无碘饮食和其他一些根据食物敏感性检测结果制订的个性化饮食更有可能取得成功。这些饮食方式的共同之处在于，它们都排除了致敏成分，而且通常比标准美式饮食营养更丰富。此外，大多数饮食都含有动物蛋白质。

助康复食物

在讨论了如何从饮食中去除可能导致过敏的食物后，我们接下来开始添加美味营养的助康复食物。以下是我发现对桥本甲状腺炎患者特别有益的食物。

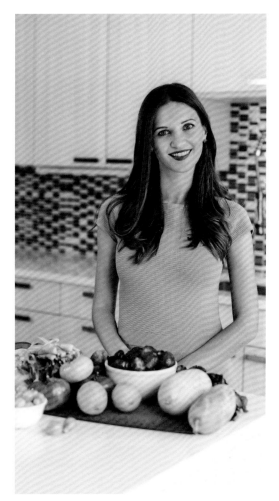

蔬果奶昔：我通过调查发现，68% 的受访者认为蔬果奶昔很有帮助；其中，82% 的人称蔬果奶昔让他们精力充沛，60% 的人称蔬果奶昔改善了他们的情绪，40% 的人发现蔬果奶昔有助于其体重恢复正常。吃奶昔是我们在不增加消化系统负担的前提下摄入更多营养的好办法。由于奶昔中的食物成分已预先搅碎，因此非常容易消化，营养也容易被吸收。

蔬果奶昔为什么对甲状腺有益

我专门为治疗桥本甲状腺炎患者设计了疾病根源原味奶昔。将椰奶中的健康脂肪、蔬菜中的膳食纤维以及低致敏蛋白粉中的蛋白质结合在一起，有助于稳定血糖、对抗炎症、帮助排毒。

对含麸质食物、乳制品、大豆甚至鸡蛋过敏让桥本甲状腺炎患者被迫放弃了许多时下流行的早餐选项。蔬果奶昔是一种既美味又健康的选择。

发酵食品：很少有食物比发酵食品更能促进肠道康复。发酵能产生益生菌，即"有益健康的细菌"。多吃发酵食品，有助于平衡肠道菌群，缓解便秘、消化不良和焦虑。我喜爱的发酵食品包括发酵椰子酸奶、发酵椰汁和发酵卷心菜。在购买发酵食品时，请选择冷藏食品，因为益生菌在室温下只能存活几周。根据我的调查，57% 的受访者认为发酵食品对其有帮助，可以改善精力、平复情绪和减轻疼痛。

骨头汤：70% 的受访者认为骨头汤对其有益，其中认为骨头汤可以补充精力、改善情绪和对皮肤状况有益的受访者比例分别为62%、57% 和32%。骨头汤中含有的促康复胶原蛋白和其他营养物质可为肠道和皮肤的健康提供支持。您可以使用我提供的骨头汤食谱自己动手做，也可以购买成品。

明胶：74% 的受访者称明胶对其有益。在食用明胶后，有50% 的受访者发现其皮肤的健康状况得到了改善，有38% 的受访者认为其头发的健康状况有所改善，有33% 的受访者认为他们的疼痛减轻了，精力也有所改善。我喜欢在奶昔／冰沙和肠道修复甜点中使用明胶。我在食谱部分为您准备了一种特殊的波兰传统美食，即我阿姨做的肉冻。这是一种类似鸡汤的明胶，对促进肠胃康复特别有效。此外，樱桃明胶点心可以为肠道和关节健康提供支持。

热柠檬水：柠檬水可以为胃的功能和肝脏排毒提供支持。另外，柠檬酸能促进某些药物吸收，如甲状腺激素类药物。我建议您早上空腹喝热柠檬水。在

骨头汤的益处

- 骨头汤是桥本甲状腺炎患者康复饮食中必不可少的一部分。
- 骨头汤中的明胶很容易消化，而且有助于修复肠漏。
- 骨头汤中的硫酸软骨素和氨基葡萄糖可提高精力，减轻疼痛和炎症。
- 骨头汤中的氨基酸具有增强免疫力的作用。
- 胶原蛋白有益于皮肤、头发和指甲的健康，能减少皱纹，使头发恢复光泽，帮助指甲长得更长、更结实。

用热柠檬水替代含咖啡因的饮料后，大多数人都会惊讶地发现他们的精力和整体感受均有显著改善。您可以把半个或一个有机柠檬的汁水挤到一杯热水里，给自己做一杯热柠檬水（稍微冷却一下即可饮用）。

甜菜根：甜菜根是植物营养素的良好来源。植物营养素在人体内起着抗炎、抗氧化的作用。甜菜根富含甜菜碱，对亚甲基四氢叶酸还原酶突变基因携带者尤其有益，因为甜菜碱可以帮助分解同型半胱氨酸（携带亚甲基四氢叶酸还原酶突变基因的人无法处理同型半胱氨酸；已知高水平同型半胱氨酸与心脏病、受孕困难、出生缺陷和排毒能力下降有关）。建议您每周吃1～2份甜菜根。需要注意的是，甜菜根中天然糖含量较高，所以需要与健康的脂肪和蛋白质类食物搭配食用。

十字花科蔬菜：卷心菜、西蓝花、花椰菜、羽衣甘蓝和萝卜中含有的硫代葡萄糖苷有助于肝脏排毒，因此适用于桥本甲状腺炎患者。建议您购买有机产品，尤其是羽衣甘蓝，因为羽衣甘蓝的叶容易从环境中吸收毒素。如果您担心十字花科蔬菜会导致甲状腺肿，可以将其蒸熟或发酵后食用。

芫荽：新鲜芫荽含天然螯合剂，这种螯合剂能与某些毒素结合，帮助身体排毒。虽然小球藻和螺旋藻等也含有天然螯合剂，但我一般不推荐使用，因为它们的碘含量较高，而且会干扰免疫系统。您可以将芫荽加到沙拉、蔬果汁、奶昔/冰沙和沙司中，也可以用作辣肉酱、炖菜和汤的调味料。

膳食纤维：当膳食纤维通过消化道时，会像海绵一样吸收毒素和多余的激素。蔬菜和水果是比补充剂更好的膳食纤维来源。如果您平时不常吃高纤维食物，建议您逐步将它们加入到饮食中。

蔬果汁和叶绿素：我推荐饮用蔬果汁有多个原因。第一，蔬果汁富含助康复营养素。第二，蔬果汁是液态的，容易消化。第三，蔬果汁是获得叶绿素的绝佳食物来源。叶绿素是植物中含有的一种绿色色素，已被发现具有多种健康功效。研究表明，叶绿素有助于肝脏排毒，还能减轻炎症和氧化应激、提高铁含量，甚至可以作为天然除臭剂中和异味。我在书中提供了一份蔬果汁食谱。

做蔬果汁最好选用原汁榨汁机，因为它是通过"咀嚼"而非切碎来榨汁的。更多厨房工具推荐请参阅第四章。

姜黄：姜黄因其抗氧化、抗炎作用而广为人知，它还能帮助人体排出毒素，改善情绪和记忆力。姜黄的功效主要来自姜黄素。姜黄素在体内的作用时间比较短，一般只能持续1小时左右。如果将姜黄和胡椒一起使用，可以延长姜黄素的作用时间。

桥本甲状腺炎患者食用姜黄，能够促进肠道和肝脏健康，还可以抗炎。您可以用姜黄来制作唐杜里炖鸡和咖喱炖猪肉。

莓果：莓果是非常好的植物营养素来源，可以抗氧化。由于富含膳食纤维，所以莓果不会像某些水果一样使血糖飙升。我建议桥本甲状腺炎患者多吃莓果，如黑莓、蓝莓、树莓和草莓，以及博伊森莓、穗醋栗和醋栗。蓝莓中富含的肌醇已被证实具有改善甲状腺功能和降血糖的功效。请尽量购买有机产品。

您应该每天吃1~2份莓果，而且应分时段食用，因为一次吃得太多会导致血糖升高和产生疲劳感。水果一般富含果糖，而果糖是引起胰岛素抵抗和脂肪肝的主要糖类。因此，即使是水果，也要遵循适量食用的原则。

本书为您提供了所有这些助康复食物的食谱，您可以根据需要进行选择。

除了确保您的饮食中含大量助康复食物，我还希望您注意宏量营养素和微量营养素的摄入情况。我的导师、营养与健身专家维尔京一直强调："人的身体是个化学实验室，而不是银行账户！"大多数饮食方式太注重计算或限制热量，但我希望您确保摄入足量的有助于康复的蛋白质、脂肪和其他营养素。

注意宏量营养素和微量营养素的摄入

首先，请完成下面的小测验。

下列选项中哪个不属于人类必需的营养素？

a. 蛋白质　　　　b.脂肪　　　　c.微量营养素　　　　d.碳水化合物

如果您在摇头，认为这道题肯定出错了，那么您并不孤单。这是我在药学院生物化学专业读一年级时做的一道测试题（而且我答错了），正确答案是"d"。除了碳水化合物，蛋白质、脂肪和微量营养素均是人体必需的营养素。我当时震惊了：碳水化合物竟然不是必需营养素，脂肪却成了维持细胞功能正常的必需营养素！基于我之前从商店橱窗和三明治广告中获得的零星营养学知识，我错误地认为碳水化合物才是最重要的营养素。

碳水化合物非但不是必需营养素，还是造成血糖波动的罪魁祸首。血糖波动在桥本甲状腺炎患者中很常见，可以导致患者出现焦虑、体重增加、脱发、易怒、肾上腺功能减退、疲劳和抗体水平升高等情况。限制碳水化合物的摄入量，确保摄入足量的有益脂肪和蛋白质是使血糖平稳的关键。

宏量营养素比热量更重要

很多人习惯于用热量的高低来区分食物，但我希望您能够摒弃这种常规的定量测量方法。过于强调热量只会限制食物的摄入量，这与通过饮食维持／恢复健康的目的是相悖的。虽然不少人通过采取低热量饮食成功减肥，但一旦再次摄入高热量饮食，体重就会反弹。限制热量摄入的人，尤其是桥本甲状腺炎患者，容易受到疲劳、焦虑、皮肤问题、疼痛、脱发和生育问题的困扰。有些人纯粹是因为限制饮食才导致这些症状的。

适应性生理学指出，热量摄入不足对身体来说是一种危险信号（过度运动也会产生同样的效果）。毕竟，我们的身体仍然携带着祖先留下来的基因，而这种基因会将热量摄入不足理解为我们正在遭受饥荒。这时，为了帮助生存，身体会发出抑制新陈代谢的信号。一旦新陈代谢被抑制，人体便不会大量消耗热量，因此我们也就不必摄入大量热量了。众所周知，甲状腺是新陈代谢的主导腺体。每当机体收到饥荒信号时，甲状腺的功能就会受到抑制。

我建议您以食代药，而不要通过限制热量来稳定血糖，要用营养丰富的食物来滋养身体，并通过避免致炎食物来减轻炎症。在这一方针的指导下，我建议您吃得越饱越好。

食用高营养食物也很重要。加工食品（通常是碳水化合物类食品）不属于高营养食物，高营养食物应该包括肉类、蔬菜、水果、坚果（包括种子）和鸡蛋（具体的食物种类因您遵循的饮食方案或您的食物敏感性而异）。如果您将这些食物作为饮食的核心，就可以确保身体由内而外地健康起来。高营养食物不但能稳定血糖、对抗炎症，还能使头发亮泽、皮肤有弹性，使您精力充沛、心情愉悦、疼痛减轻、激素平衡，甚至能减肥，当然，甲状腺相关指标也会改善。

您没有必要严格控制各种宏量营养素的日摄入量，只要把摄入量控制在一个相对合理的范围即可。以下是我推荐的宏量营养素日摄入量。

蛋白质：蛋白质由氨基酸组成，可用于构建和修复细胞和组织，同时能为急性应激反应提供能量支持。为了满足大范围修复的需要，慢性病患者需要通过饮食摄入足够的蛋白质。我希望您能将蛋白质作为身体合成甲状腺激素、修补肠漏等的主要原料。

对于普通人，蛋白质的推荐摄入量一般为每日每千克体重1g。对于65岁以上的老年人、慢性病患者和爱运动的人，蛋白质的推荐摄入量为每日每千克体重2g。

除了从食物中获取蛋白质，也可以补充蛋白粉。桥本甲状腺炎患者普遍缺乏消化酶，所以很难从食物中摄取足量的蛋白质和其他营养物质。蛋白粉中的蛋白质已被部分分解，所以容易被机体消化吸收。

即使您的消化系统功能很好，可以一次吃下100g牛排（含31g蛋白质）和100g三文鱼片（含25g蛋白质），您也只能从中摄入56g蛋白质，这对大多数人

不同体重的普通成年人蛋白质日推荐摄入量

体重（kg）	蛋白质日推荐摄入量（g）
50	45～100
75	68～150
100	91～200

注意：如果患有严重肾脏疾病且未做透析，蛋白质摄入量应下调，具体建议请咨询您的主治医生。

哪种蛋白粉适用于桥本甲状腺炎患者

大部分市售蛋白粉通常以乳制品和／或大豆为原料制作而成，而桥本甲状腺炎患者通常对乳制品和大豆敏感。虽然蛋清蛋白粉是比较好的选择，但不幸的是，有些桥本甲状腺炎患者在食用蛋清蛋白粉后开始对鸡蛋产生反应。由于桥本甲状腺炎患者在康复初期依然存在肠漏，所以他们很可能对难以消化的蛋白质产生反应。

我发现，桥本甲状腺炎患者对下列两种蛋白制成的蛋白粉具有比较好的耐受性：水解牛肉蛋白和豌豆蛋白。豌豆蛋白是植物性蛋白，虽然人体一般对其耐受性良好，但它们不是完整的蛋白质（不包含全部必需氨基酸），而大麻蛋白可能对某些雌激素过剩的人造成影响。

相比之下，水解牛肉蛋白更佳。"水解"的意思是将蛋白质分解成便于消化的短肽。因此，即便是存在肠漏的人，食用水解蛋白也不太可能产生不良反应。水解牛肉蛋白粉听起来不是那么美味，但事实上它的口感非常好（还有点牛奶味）。

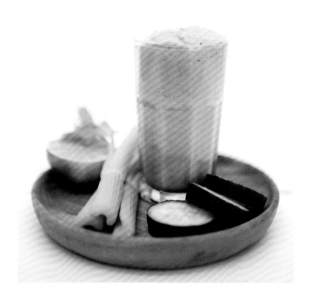

来说是不够的。除了补充消化酶，我还建议大多数患者食用低致敏性蛋白粉，要知道，一勺疾病根源蛋白粉就能提供26g蛋白质。

脂肪：几十年来，人们一直对脂肪心存恐惧，这让我们不敢摄入这种高能量密度的宏量营养素。我要告诉您的是，不必畏惧脂肪，它对大脑的功能、皮肤和头发的健康以及细胞膜的形成至关重要。要吃三文鱼、鱼油、橄榄油、椰子油和鳄梨中含有的有益脂肪，远离反式脂肪等有害脂肪。有害脂肪大多存在于烘焙食品、油炸食品、人造黄油、包装饼干、某些谷类食品和一些冷冻食品中。如果您在食物营养成分表上看到"氢化油"的字样，则应避免食用这种食品。如果您能将加工食品从饮食中排除，基本可以避免所有形式的反式脂肪。

另外，您应该多摄入 ω-3脂肪酸，少摄入 ω-6脂肪酸。只要您摄入足够的有益脂肪，避免摄入葵花籽油、大豆油、玉米油、菜籽油和规模化饲养的禽畜的肉，您体内的脂肪酸就会自然而然地达到均衡。

碳水化合物：高达50%的桥本甲状腺炎患者可能存在碳水化合物代谢问题。低碳水化合物饮食已被证明对治疗桥本甲状腺炎有益。

康复期间，您需要限制碳水化合物的摄入量，这有助于稳定血糖。低碳水化合物饮食会让您感觉清醒、有活力、不易陷入焦虑，您还会惊讶地发现抗甲状腺抗体水平在下降。有些桥本甲状腺炎患者甚至适合采用极低碳水化合物饮食，如生酮饮食。

建议您在治疗前戒除精制碳水化合物。您可以多吃天然碳水化合物类食物，如甘薯和莓果，但刚开始不要吃得太多。如果您处在治疗的早期阶段，而且血糖波动大，可以将碳水化合物的摄入量限制在每天1～2份。一般来说，每天晚些时候摄入碳水化合物似乎更有利于血糖的稳定。随着身体的康复，您对碳水化合物的耐受性会逐渐提高。

有利于桥本甲状腺炎患者康复的微量营养素

营养耗竭是造成桥本甲状腺炎的一大因素。由于当前的农业生产活动和西式饮食的影响，营养耗竭已成为一个困扰大多数人的因素。食用常规工业方法生产的食物、服用药物、食物敏感、肠道感染、消化不良、吸收不良、肠道菌群紊乱、甲状腺功能减退等都可能导致营养耗竭。

即使是吃有机、高营养食物的人也有营养缺乏的风险，因为胃酸缺乏、脂肪吸收不良、肠道感染和消化酶缺乏等因素会令他们无法正常分解食物中的营养成分。除了解决消化问题，桥本甲状腺炎患者还需要补充重要的营养物质。

我们接下来讨论一下您在康复之路上需要哪些营养物质，先从维持甲状腺功能必需的营养物质开始吧。

维持甲状腺功能必需的营养素

将甲状腺功能维持在最佳状态需要特定营养素的支持，不同的营养素在此过程中发挥着不同的作用。

如果缺乏营养，您的身体会以炎症的形式发出信号。许多症状可能被医生简单地以年龄问题或环境因素问题搪塞过去，但补充营养素可以消除这些症状。下一页中的表格是桥本甲状腺炎患者可能缺乏的一些常见营养素及其可能引起的症状。

营养缺乏可能涉及各种组合。我已总结出桥本甲状腺炎患者最有可能缺乏的7种营养素以及已被证实对桥本甲状腺炎患者普遍有益的补充剂。其中一些补充剂可以在不进行针对性检测的情况下安全使用，另一些则需要对患者进行检测以确保使用正确。除了书中的内容，还有更多的营养策略供您选择，您可在互联网上搜索更多的营养学指南。

四种安全营养素

维生素 B_1、硒、镁和锌这四种营养素，大多数桥本甲状腺炎患者无须进行针对性检测即可安全使用。

维生素 B_1

维生素 B_1 不但有助于将碳水化合物转化为能量，还有助于蛋白质和脂肪的

营养素缺乏的表现

营养素	缺乏时的表现
维生素 B 族	疲劳、舌有裂纹等
维生素 B_{12}	疲劳、抑郁、脑雾、四肢刺痛、消化不良、癫痫、贫血等
维生素 C	免疫力差、排毒能力差
铬	低血糖、疲劳、胆固醇水平升高
铁	脱发、疲劳、贫血、情绪波动
叶酸	同型半胱氨酸水平升高、出生缺陷、舌有裂纹、贫血
镁	头痛、便秘、肌肉痉挛、焦虑、反酸
ω−3脂肪酸	皮肤干燥、湿疹、情绪波动、头皮屑增多、身体发僵
硒	焦虑、脱发、抗甲状腺抗体水平升高
维生素 B_1	疲劳、低血压、肾上腺问题、血糖波动大
维生素 D	自身免疫问题、季节性情绪紊乱／抑郁
锌	伤口愈合不良、T_4-T_3转换能力受损、嗅觉受损、痤疮、碱性磷酸酶水平降低、食欲不振、皮疹、脱发

消化。维生素 B_1 是保证胃酸正常分泌的必需物质，胃酸是消化蛋白质的必需物质，而消化蛋白质则是支持桥本甲状腺炎患者康复的必需过程。桥本甲状腺炎和克罗恩病患者都缺乏维生素 B_1，维生素 B_1 水平低可能导致易怒、抑郁、腹部不适和碳水化合物消化困难等症状。

2013年我写过一篇有关维生素 B_1 的文章，直到今天仍有读者联系我，称他们已经通过补充维生素 B_1 改善了健康状况。其中一名女性留言称，她有严重的肾上腺疲劳，以至于无法正常工作。但在补充维生素 B_1 之后，她的精力得以恢复，并回到了工作岗位上。维生素 B_1 也帮我解决了困扰我不知道多久的疲劳和低血压问题。自从几年前开始服用这种营养素，我的血压一直维持在正常水平。

考虑到我推荐的三种助康复饮食中有两种饮食里面限制摄入的食物中包括富含维生素 B_1 的食物，因此，您可能需要额外补充维生素 B_1。研究表明，连续

3～5天每天服用600mg维生素 B_1 即可帮助机体产生更多的能量，还能改善大脑功能、稳定血压、提高糖耐量。

硒

硒是一种微量元素，在维持甲状腺功能中起着重要作用。缺硒已被广泛认为是导致桥本甲状腺炎的环境诱因。硒能催化 T_4 向活性 T_3 转化，保护甲状腺组织不受过氧化氢的破坏。

大多数桥本甲状腺炎患者都存在缺硒风险，其他高危人群包括肠易激综合征患者和乳糜泻患者，以及采用无谷物饮食的人。

补硒可以降低桥本甲状腺炎患者的抗甲状腺抗体水平，改善病情和毒性弥漫性甲状腺肿的预后；在妊娠期补硒能降低产后甲状腺炎的发生风险。我发现，补硒和保持血糖稳定有助于降低我体内的抗甲状腺抗体水平，帮助我摆脱恐慌发作。我在无数患者身上看到了同样的效果，他们心悸次数减少，精力更加充沛，脱发也有所缓解。

很多人在补硒方面存在一个误区，就是认为巴西坚果是最好的补硒食品。可问题在于，不同品种的巴西坚果硒含量差异非常大，这取决于它们的种植地以及种植方式。除非您购买的巴西坚果已通过硒含量检测，否则通过这种方式补硒很可能在不知不觉中导致您硒缺乏或硒过剩。另外，您还可能对坚果敏感。硒补充剂则不同，它剂量已知，而且不会导致食物敏感。

硒是一种安全剂量范围较窄的营养素，为了保证疗效并预防毒性，必须确保补充量适宜。一般认为，每天 $200～400\mu g$ 属于安全且对大多数桥本甲状腺炎患者有益的剂量，而每天 $800\mu g$ 以上则会产生毒性。硒补充剂对大多数人来说是安全的，但多数针对硒缺乏的检测项目都不怎么可靠。如果您对硒有不良反应（这种情况很罕见），则可能是由缺碘引起的，此时可以低剂量补充碘（每天 $150～250\mu g$）。如欲了解补碘的详细信息，请阅读《桥本甲状腺炎90天治疗方案》中提供的高级方案。

镁

镁有助于改善受损甲状腺的形态和功能，还可以为肝脏的解毒提供支持，镁还是人体生产数百种酶的必需元素。桥本甲状腺炎患者如果遵循无谷物饮食会错过含镁的谷类食物，或将镁的天然来源（坚果、种子和豆类）排除在外，从而在不知不觉中造成镁缺乏。缺镁会引起头痛、失眠、痛经、焦虑、关节痛和其他一系列症状（如无法忍受较大噪声）。

通过补充镁，我的严重痛经已不再发作，而且很多患者的头痛、心悸、便秘、失眠、焦虑和肌肉痉挛也得到了缓解。研究表明，长期补充镁还有助于恢复甲状腺的形态，而且镁对甲状腺结节和乳腺增生也有效。

镁的起始剂量通常为柠檬酸镁每天400mg或甘氨酸镁每天100mg。您也可以按照产品说明书建议的剂量服用。

如果您有便秘问题，请选择柠檬酸镁；如果您排便正常，选择甘氨酸镁即可。需要注意的是，某些患者服用甘氨酸镁后焦虑会加重，而柠檬酸镁可以减轻焦虑，促进睡眠。

如果您正在服用抗甲状腺药物，请间隔4小时再服用镁补充剂。对于大多数患者，尤其是有睡眠问题的人，我建议在睡前服用镁补充剂。如果您在服用镁补充剂之后出现了腹泻，这说明您服用的剂量过大，需要减小剂量或改服甘氨酸镁。

锌

锌是促进排毒和维持甲状腺功能的必需元素。此外，促甲状腺激素的合成也需要锌的参与，这就是甲状腺功能减退患者（促甲状腺激素水平过高的人）容易缺锌的原因。缺锌可导致伤口愈合不良、T_4–T_3转化能力受损、肠黏膜通透性增加、易受感染、解毒能力受损、嗅觉障碍、易发痤疮和碱性磷酸酶含量降低等。如果您患有乳糜泻或其他可导致肠道损伤的疾病，您的锌吸收能力可能受损。

您可以通过补锌来解决锌缺乏问题。在没有医生指导的情况下，锌的日补充量最好不要超过30mg，因为大剂量补锌可导致铜耗竭。推荐服用吡啶酸锌，因为它的吸收率比较高。另外，随餐服用可以提高锌补充剂的吸收率。

营养素的使用

由于食物敏感、营养耗竭造成的炎症以及消化困难都会影响机体对营养素的吸收。桥本甲状腺炎患者一般很难从饮食中获取机体所需的全部营养。现代化的食物供应加剧了这一问题。由于土壤养分耗竭和耕作方式的变化，食物不再像过去几十年那样能提供丰富的营养了。大量摄入营养素在某些情况下有助于缓解症状，这可能是人体达到必要营养水平的唯一途径。这也是我经常推荐患者通过补充营养素解决某些突出问题的原因。

我是从2009年开始使用营养补充剂的。那时，虽然我在服用药物，但症状并未得到改善。医生告诉我，我的病情没有其他办法能够缓解。

需要先做检测才能服用的营养素

一些营养素补充剂在使用之前需要做检测，例如某些矿物质和脂溶性维生素，因为它们可能在体内蓄积。通过检测，可以帮助确定适合您的剂量和应用持续时间。建议桥本甲状腺炎患者做如下三项重要营养检测：维生素 D 检测、维生素 B_{12} 检测和铁蛋白检测。建议在补充之前和补充期间都进行检测，以便对体内的相关营养素水平进行跟踪。

请注意，我下面提供的检测结果指导是基于最佳检测值的。即便您确实缺乏某种营养素，医生也可能认为您的检测结果是"正常"的，因为正常值是有一个较大的范围的。但医生可能不知道，已有研究表明，次优水平也可导致症状出现。所以，您自己要做一名有知识、有能力的患者。

维生素 D

维生素 D 是一种重要的免疫调节剂。维生素 D 缺乏与多种自身免疫性疾病有关，包括桥本甲状腺炎。维生素 D_3 是维生素的一种。维生素 D_3 缺乏的症状可能不是很明显，所以需要通过检测来确定。生活在北方、脂肪吸收不良、脂肪含量高的鱼类摄入过少、日照不足、有桥本甲状腺炎病史或容易抑郁的人可能作为一名药剂师，我曾接受过生理学、生物化学、药理学和病理学等方面的培训，但我在改善生活方式和营养素补充方面的知识却很匮乏。上学期间，我一直被灌输的思想是，补充营养素，轻则毫无效果，重则造成危险，而药物的安全性和有效性是通过试验验证的。但是，我的个人试验和研究结果表明，适当的饮食和高质量的营养素补充剂可以恢复精力、优化大脑，这是药物无法做到的。

当然，并不是所有的营养素补充剂都是有益的。作为一名药剂师，我知道许多营养素补充剂并没有效果，有些甚至是极不安全的。大多数营养素补充剂都没有经过与药品相同的审查和检测，因为对营养素补充剂的检测是非强制性的。

需要补充维生素 D。

补充维生素 D 可以改善情绪、降低抗甲状腺抗体水平。波兰的一项研究表明，18名补充维生素 D 的女性，她们的甲状腺过氧化物酶抗体和抗甲状腺球蛋白抗体水平都降到了目标值。与之相似的是，在桥本甲状腺炎症状得到缓解后，我的大部分患者的维生素 D 水平都成功维持在60～80ng/mL。

维生素 D 缺乏很常见，尤其是桥本甲状腺炎患者。在我的读者中，有68%的人存在维生素 D 缺乏。土耳其的研究人员发现，92% 的桥本甲状腺炎患者缺乏维生素 D。2017年发表的两篇研究报告指出，维生素 D 缺乏与抗甲状腺抗体水平高和甲状腺疾病预后差呈正相关。

进行维生素 D 检测时，我建议用25– 羟维生素 D 作为指标，而且在补充维生素 D 3个月后要再次检测，以判断您的维生素 D 补充量是否恰当。

我建议桥本甲状腺炎患者多晒太阳，以生成更多的维生素 D。

维生素 B_{12}

维生素 B_{12} 参与能量代谢。维生素 B_{12} 缺乏与桥本甲状腺炎有关，还会导致疲劳、抑郁、脑雾、四肢刺痛、消化不良、癫痫和贫血等问题。据患者反映，他们在服用适当剂量的维生素 B_{12} 后感觉有活力了，记忆力和情绪也得到了改善，肢体刺痛感也有明显减轻。

纯素食和素食者容易缺乏维生素 B_{12}，因为维生素 B_{12} 只存在于动物性食物中，而且无法在人体内合成。此外，恶性贫血（一种自身免疫性疾病）、胃酸缺乏以及患有各种肠道感染（包括幽门螺杆菌感染和小肠细菌过度生长）的人群通常也存在维生素 B_{12} 缺乏。

维生素 B_{12} 是水溶性的，不存在蓄积中毒一说。但是，服用前也应进行相关检查，并在服用期间进行监测，以确定用量是否充足。维生素 B_{12} 可以通过摄入动物性蛋白质轻易获取，但许多桥本甲状腺炎患者可能存在动物性蛋白质吸收障碍（尤其是合并恶性贫血的人），即使加服维生素 B_{12} 补充剂也不能将其恢复到正常水平。这种情况下，可以舌下含服甲钴胺或进行维生素 B_{12} 注射，以确保吸收率。

一些患者的恶性贫血是由肠道感染幽门螺杆菌间接造成的，而幽门螺杆菌可引发桥本甲状腺炎。患者可以通过根除肠道幽门螺杆菌而使恶性贫血得到缓解。

铁蛋白

铁蛋白是人体储存铁质的蛋白质，具有很多重要作用，如支持 T_3 的利用和 T_3 向细胞核的转运。铁蛋白水平低是缺铁性贫血的一个隐性指标，可能造成疲劳、皮肤苍白、畏寒、呼吸困难、舌头异常、大量脱发、嗜食冰或胡萝卜（很奇怪，对吧？）。

女性在月经来潮时或产后可能因失血而造成铁蛋白缺乏。此外，小肠细菌过度生长、幽门螺杆菌感染、胃酸缺乏、纯素食 / 素食饮食、锰缺乏、铜和其他重金属中毒也会引起铁蛋白水平低下。

即使所有铁 / 贫血筛查结果都在参考范围内，您的铁蛋白水平仍可能低下。因此，您应要求医生对您的铁蛋白进行检测，也可以自行寻找检测机构或者在做血液检查时要求添加该项目。

食物是铁和铁蛋白的极佳来源。如果您发现自己铁蛋白水平低，可以通过每周吃几次动物肝脏或牛肉来使其恢复正常。您还可以将富含铁的食物与富含维生素 C 的食物搭配食用，以促进铁的吸收。例如，可将一份有机牛排和一大

维生素 D、维生素 B$_{12}$和铁蛋白的补充建议

营养素	参考范围	最佳范围	补充建议
维生素 B$_{12}$	200～900 pg/mL	700～800 pg/mL	起始剂量：每天5000μg，舌下含服，连用10天。之后，将剂量降至每周5000μg，舌下含服，连用4周。之后采用维持剂量：每月5000μg，舌下含服。
25-羟维生素 D	30～100 ng/mL	60～80ng/mL	每天5000～10000 IU。
铁蛋白	12～150 ng/mL	90～110ng/mL	根据产品说明书或遵医嘱服用（注意：铁补充剂是最易过量服用的营养补充剂）。

份西蓝花搭配食用，因为十字花科蔬菜维生素 C 含量非常高。在食用富含铁的食物后，加服维生素 C 片剂和 / 或甜菜碱和胃蛋白酶（更多信息见第三章）也可以提高铁的吸收率。需要注意的是，即使采用富含铁的饮食，许多人可能仍然需要额外补铁，有些人甚至需要使用铁注射剂。

造成铁蛋白缺乏的原因有很多，所以如果补充后铁蛋白仍然没有恢复正常水平，您需要寻找病因。更多信息可参阅《桥本甲状腺炎90天治疗方案》中提供的高级方案。

铁蛋白水平过高会引起铁超负荷，此时您可以通过献血使铁负荷恢复正常。为了避免铁在体内蓄积并产生毒性，请务必对铁蛋白水平进行监测。另外，请将铁补充剂放在儿童和宠物接触不到的地方。

在开始康复之旅前

我在接诊患者时与他们分享的信息与本章内容大致相同。有些人在得到这些知识后十分兴奋，因为他们终于有了一个让自己重获健康的起点。但另一些

人仍然不知所措，尤其是受疲劳困扰的患者，因为他们没有足够的精力采用新的饮食。还有一些人的反应介于两者之间，他们持谨慎乐观的态度。

我要告诉患者和读者的是，没有哪种饮食方案是一成不变的。这些方案是您患桥本甲状腺炎后重获健康的基础，但它们也是因人而异的。换句话说，您应该基于这些方案的设计框架，根据自身的独特需求对其作出调整。

另外，康复过程可能比您想象的要长。桥本甲状腺炎并不是一夜之间发生的，因此，治愈这种疾病也需要时间。研究表明，在甲状腺功能受损之前，与桥本甲状腺炎有关的抗甲状腺抗体水平异常可能已经存在了10年之久。值得庆幸的是，症状获得改善甚至完全康复所需的时间往往比这短得多。

我希望本书提供的这些饮食指南和食谱能够帮您恢复健康。您需要做的，是记下每种饮食对应的食谱，并坚持照章执行即可。

本书的食谱是专门为您设计的。其中大部分食谱营养丰富、美味可口，而且容易准备。此外，它们均已通过厨师和营养专家的检验。有了这本书，即使您不是厨师或营养专家，也能在家做出美食，享受它们带来的康复功效。

第三章

量身定制食疗方案

　　一切让您与众不同的东西，如基因、种族、血型、性别、消化能力、肠道环境、对食物的敏感性、压力水平等，也会让适合您的最佳饮食与众不同。但大量的研究、我个人以及无数患者的康复经历都告诉我，无论您的个人经历和现状如何，都有可靠的饮食"模板"供您选择。这些饮食可以帮您滋养和强健身体，让它重回健康状态。其中三种助康复饮食最为有效，即疾病根源基础饮食（后文简称"基础排除饮食"）、疾病根源原始饮食普通版（后文简称"原始饮食"）和针对自身免疫性疾病的疾病根源原始饮食（后文简称"AIP 饮食"）。

　　尽管这三种饮食方案存在差异，但它们也有不少共同之处。

　　1. 限制致敏食物和加工食品，如含麸质食物、乳制品、含大豆蛋白和凝集素的食物、含咖啡因食物和糖。

　　2. 富含蔬菜。建议将肉类和蔬菜的摄入比例设置为1：3。每天食用6杯蔬菜。

　　3. 含有可修复肠道和改善情绪的发酵食品。

　　4. 每周5～7餐吃蔬果奶昔。

　　5. 升糖指数低。

　　6. 食物多样化。

7. 注重营养密度。这几种饮食都强调多吃有机肉类和蔬菜、蔬果奶昔、蔬果汁、骨头汤、动物肝脏、发酵食品和明胶。

8. 限制高碘食物，如碘盐和海藻。

9. 富含有益脂肪。

升级法或降级法，您来决定

我建议您基于升级法或降级法来实施上述饮食方案。您可以先选定一种饮食方案，然后根据自身情况调整到另一个方案。例如，如果您从基础排除饮食开始，但坚持1～3个月后症状仍然没有消失，则可以升级到原始饮食；如果您在坚持AIP饮食1～3个月后重获健康，那么您或许可以降级到原始饮食，以增加食物的多样性。每种策略都有利弊，所以您必须根据自身情况确定当前对您最为有益的饮食。

- 采用升级法时，应从限制最少的饮食开始，然后根据自身情况逐步升级。升级法容易操作，可以避免不必要的饮食限制，但会延长康复时间。
- 采用降级法时，应从限制最为严格的饮食开始，然后根据自身情况逐步降级。降级法难以实施，有些矫枉过正，但能缩短康复时间。

请注意，基础排除饮食和原始饮食都是可以终生采用的饮食方案，但AIP饮食的使用时间不应超过90天。在康复过程中，您的身体条件会逐步允许您加入更多的食物。而如果您对之前不敏感的食物产生了敏感性，则是您正在"失去"这种食物的重要信号，此时您需要深入挖掘造成食物敏感的根源，如肠道感染。

无论您从哪种饮食开始，都应以此为起点，并基于您的个人反应作出调整。您的身体需求会随着时间的推移而发生变化，或者随着感染的消除或肠道菌群的状态而改变。因此，不能仅凭一种饮食对其他人有效来断定它对您也有效。

以下是对各种饮食的详细探讨。（如果您已经熟知相关内容，可以选择跳过这一部分。）

基础排除饮食

基础排除饮食会为您创建一个以康复为目标的体内环境，并可使免疫系统更加稳定。最重要的是消除6种常见的致敏食物，即含麸质食物、乳制品、大豆、糖、含咖啡因食物和含酒精饮料。这些食物加上我们在日常生活中接触到的个人护理产品、清洁产品以及化工用品等，会令身体的毒素处理能力不堪重负。由于桥本甲状腺炎患者通常排汗能力不佳，且肠道排毒能力已经由于肠漏而受到损伤，从而造成各种化学物质在体内蓄积。化学物质和其他毒素的蓄积反过来又会阻碍患者康复。

在《桥本甲状腺炎90天治疗方案》中，基础排除饮食是肝脏支持方案的一部分，其他还包括肝脏康复策略和排毒能力改善策略。但从食物着手是最重要的一步，也是影响最深远的一步。当您不再吃加工食品，转而吃健康食物时，您应该避免的致敏食物便自然而然地减少了。

如果您在去除了这些致敏食物后症状仍未消失，就需要考虑升级到原始饮食了。

麸质

麸质是大麦、黑麦和小麦中含有的一种蛋白质。多数意大利面、谷物和面包中都含有麸质，在某些汤、酱汁和酒中也存在麸质。如果您患有桥本甲状腺炎或其他自身免疫性疾病，那么您很可能对麸质敏感，麸质敏感可引发腹痛、腹胀、腹泻、便秘、头痛、皮疹和关节痛等。乳糜泻患者对麸质更为敏感。如果您患了乳糜泻，在吃下含麸质食物后，会立即出现反应。

通过对2232名桥本甲状腺炎患者的调查发现，将含麸质食物从饮食中去除，88%的人感觉更好了。此外，读者还向我分享了无麸质饮食的一些益处："在我的头发、眉毛和睫毛掉光之后，无麸质饮食帮助它们重新长了出来。""无麸质饮食对我的帮助很大。在坚持这种饮食8个月后，我的病情得到了改善。如今2年过去了，我的大部分症状都已经消失。""在采用无麸质饮食后，我的抗体水平降到了正常范围。""在坚持不吃含麸质食物和大豆3个月后，我的用药量减少了，胃痛、交替出现的腹泻和便秘、焦虑和疼痛也都消失了。"

如果您是乳糜泻患者，清除麸质可以在几天内让病情得到显著改善。当然，完全康复可能需要3个月到2年的时间。如果您只是对麸质敏感，在短短几天内就可能体会到症状的变化，在2～3周内症状可得到明显改善，并在6～8周内完全康复。

乳制品

桥本甲状腺炎患者通常对酪蛋白和乳清蛋白敏感。这两种蛋白质存在于牛奶、奶酪、酸奶、冰激凌、黄油和某些蛋白粉中。有些人对乳制品特别敏感，有些人则不太敏感。对乳制品敏感是麸质损伤肠道的结果。在肠漏修复后，对乳制品不太敏感的患者可尝试引入乳制品。

乳制品敏感多见于乳糖不耐症患者。这类患者体内缺乏可分解乳糖的酶。虽然乳糖不耐症与乳制品敏感引起的症状间存在相似之处，但后者是免疫系统造成的。

饮食戒断

改变饮食会对人体产生极大的影响。咖啡因是一种众所周知的成瘾物质，因此在戒除咖啡因后，有些人会出现戒断反应，表现为头痛、恶心、易怒、腹泻甚至呕吐，尤其是在突然戒断的情况下。

减少糖的摄入量也会出现戒断反应。在突然戒除吃糖的习惯后，我经历了2周的头痛、易怒、阴道分泌物异常和昏睡的折磨。

可能大多数人都没有意识到，含麸质食物和乳制品也会让人上瘾。一些研究认为，麸质在被人体消化吸收后会向肠道和血液中释放一种名为"谷蛋白肽"的阿片肽。这种肽属于外啡肽，它对大脑的作用类似于吗啡。因此，麸质也具有成瘾性，突然戒除含麸质食物会导致强烈的戒断症状。

同样，乳制品可在人体内产生一种名为"酪啡肽"的物质。研究显示，从饮食中排除乳制品也会引起类似的戒断症状。

乳糖不耐症患者需要将各种乳制品都排除在外，包括未加工乳制品。有人认为造成乳制品敏感的原因是巴氏灭菌法改变了乳制品蛋白质的结构，提高了它们的活性。但如果您已经对传统乳制品中的蛋白质产生了敏感性，那么您对未加工乳制品、有机乳制品、无乳糖乳制品甚至山羊奶都会敏感。对牛奶敏感的人极有可能对山羊奶/绵羊奶产生交叉反应，也就是说，如果您对牛奶敏感，也可能对羊奶敏感。但骆驼奶中的蛋白质与牛羊奶中的蛋白质有很大差异，骆驼奶和牛羊奶没有交叉反应，所以桥本甲状腺炎患者一般可以喝骆驼奶。

大豆

大豆可用于生产不含肉和乳制品的多种加工食品。在食品加工过程中，大豆成分常用作食品黏合剂或改善口感。不少无麸质食品中都含有大豆成分。这些食品可能会给桥本甲状腺炎患者带来麻烦。因此，当您希望清除麸质时，请不要直接食用这类加工食品，因为您清除了一种却在不经意间又摄入了另一种。在吃了含大豆成分的无麸质食品后，我的甲状腺状况恶化了；而当我把这些食物排除之后，我的抗甲状腺抗体球蛋白水平从800IU/mL降到了380IU/mL。

要想排除大豆成分，您还需要避免食用毛豆、豆奶、豆腐、豆豉、味噌和酱油。当然，还有各种加工食品和补品，因为它们通常也含有大豆成分。素食和纯素食产品中也可能含有大豆成分，如大豆卵磷脂、水解植物蛋白。

糖

87%的患者向我反馈，无糖饮食让他们感觉更好。糖会加剧肠道菌群失衡，这在桥本甲状腺炎患者中很常见。糖还会导致血糖波动。您需要避免食用蔗糖和高果糖玉米糖浆，这两种成分常见于加工食品。要避免食用三氯蔗糖和糖精，因为它们都能引发桥本甲状腺炎。而甜菊糖、木糖醇和海藻糖是三种可以考虑使用的糖的替代品。

咖啡因

咖啡因可加剧肾上腺功能障碍和血糖波动，而这两种情况在桥本甲状腺炎患者中都很常见。如果您存在肾上腺功能障碍，即使您服用抗甲状腺药物而且采用了无麸质饮食，某些症状可能仍然无法消除。戒除咖啡因有助于肾上腺功能的恢复，但可能仍不足以使其达到最佳状态（此时需要其他方案的支持，详见《桥本甲状腺炎90天治疗方案》）。

除了对肾上腺和血糖造成影响外，咖啡因还会影响睡眠健康。此外，肠漏也会因摄入咖啡因而加重。出于以上原因，避免摄入含咖啡因饮料（如咖啡和茶）是基础排除饮食的一个重要方面。之所以要避免摄入含咖啡因饮料，还因为有些产品中含有氟化物，有些产品还可能受到霉菌或麸质的污染。

对于常喝咖啡的人，突然戒除咖啡因会引发一系列问题。但如果逐步戒除，就可避免这些问题的发生。比如您以前每天喝2杯咖啡，那么第一步可以减到每天1杯，然后是每天1/2杯，再后来是每天1/4杯……直至完全戒除。

在前文中，我已经介绍了我最喜爱的含咖啡因饮料替代品——热柠檬水。此外，我建议您饮用薄荷茶、蒲公英速溶营养粉和花果茶。您还可以试试玛卡拿铁和蔬果汁。

糖替代品推荐

戒糖的过程在开始时可能并不顺利，所以有很多人会去寻求糖的替代品——甜味剂。我在刚开始戒糖时也是这么做的，但我并未把人造甜味剂列为糖的替代品，因为阿斯巴甜、三氯蔗糖与桥本甲状腺炎有关。

最好选择天然糖替代品，如甜菊糖、木糖醇和海藻糖。

甜菊糖提取自含甜菊糖苷的甜叶菊。甜菊糖有助于减肥、降血糖和血压。此外，它还有抗炎和增强免疫力的功效，甚至对莱姆病患者也有益处。

但由于甜菊糖会对血糖和血压产生影响，因此可能不适合肾上腺疲劳、皮质醇水平低下以及低血糖、低血压的人群。一位读者跟我说，食用甜菊糖后她出现了失眠和膀胱刺激征。

蜂蜜和枫糖浆是天然糖类，可用于原始饮食和 AIP 饮食，但它们可造成念珠菌感染和血糖升高。因此，您在戒除糖分时应将它们一并戒除。

木糖醇和海藻糖也是需要考虑避免的。木糖醇有助于减少蛀牙，但可能导致肠胃不适，还可能加剧小肠细菌过度生长，而后者是困扰桥本甲状腺炎患者的常见问题。海藻糖可以加速组织修复，但和木糖醇一样，它也会加剧小肠细菌过度生长。而且，海藻糖是具有毒性的艰难梭状芽孢杆菌的养料。因此，如果您正在与艰难梭状芽孢杆菌作斗争，海藻糖可能不适合您。

肌醇是一种天然糖醇，其甜度只有糖的一半。因此，肌醇可能是个更好的选择。据报道，肌醇和硒搭配具有改善甲状腺功能、稳定血糖和缓解焦虑的作用。但是，肾病患者和低血糖患者不适合使用肌醇。

酒精

饮酒会导致肠漏、血糖波动、小肠细菌过度生长和肝脏毒素蓄积（因为此时肝脏忙着代谢酒精）。即使是一杯"健康"的红酒也会造成影响，这就是我建议在采用推荐饮食时应避免饮用各种酒的原因。如果您特别喜欢喝酒，可以试试我最喜爱的替代品——桥本莫吉托酒，其中含有的益生菌可以为您的肝脏和肠道健康提供支持。

原始饮食

原始饮食是基于传统原始饮食改进而来的。原始饮食是一种模仿原始人饮食方式的流行饮食。我对其进行了改良，使之更适合桥本甲状腺炎患者。这种饮食强调减少致炎食物的摄入量，增加抗炎食物（如高质量动物性蛋白质）的摄入量，从而帮助身体完成自我修复。

该饮食方案的目的是消除可能阻碍肾上腺功能恢复的应激源。我们可以通过采用能减轻炎症、帮助维持血糖稳定的饮食来达到这一目的，因为炎症和血糖剧烈波动都会给细胞和组织带来压力。

如果您从基础排除饮食开始实施，那么您可能已经排除了含酒精饮料、含咖啡因食物、乳制品、大豆、糖和含麸质食物。在采用原始饮食治疗时，我们会进一步排除一些可对身体造成压力或阻碍康复的食物。

谷物：读者调查表明，81% 的受访者称不吃谷物让他们感觉更好。如果您经常感觉身体疼痛，或者有肠易激综合征的症状，如便秘、腹泻、恶心或消化

食物敏感性检测

真正由免疫球蛋白 E（IgE）介导的过敏反应有时可以危及生命。我在上大一的时候学过其他由其他免疫球蛋白介导的反应，但这种"由免疫球蛋白 E 介导的反应才是真正的过敏反应"的说法让我误认为其他类型的反应并不重要。不幸的是，大多数传统医务人员也有相同的误解。这种误解造成的后果是，食物敏感性检测被认为只具有"试验"意义。"试验"这个说法倒是挺适合我的，因为当试着根据检测结果排除那些致敏食物后我感觉好多了。

但是，如果我们每天都摄入致敏食物，就很难把这些食物和相关症状联系起来。例如，对乳制品敏感但每天都食用乳制品的人可能会出现疲劳、关节疼痛、瘀血、腹胀和反酸等问题，但他们通常无法确定是哪些食物导致了这些问题。

我们每多摄入一次致敏食物，身体保护自己不受该食物伤害的能力就会减弱一分。久而久之，就会发展成慢性反应。如果您继续摄入这种食物，身体也会变得越

不良，或者您容易抑郁，那么将所有的谷类食物排除可能有助于减轻这些症状。

排除所有谷类食物是为了确保清除一切可刺激肠壁的物质，并能帮助稳定血糖。即使是由大米和玉米等谷物制成的无麸质食品也会对血糖造成严重影响。血糖的剧烈波动对于桥本甲状腺炎患者来说无异于火上浇油。

辣椒：由于辣椒素可导致肠漏，因此辣椒（牛角椒、红辣椒等）不在原始饮食的食物清单中。甜椒不含辣椒素，所以可以食用。

豆类（菜豆和豌豆蛋白除外）：常见的豆类包括黑豆、大豆、蚕豆、鹰嘴豆、四季豆和利马豆。小扁豆和豌豆（包括黑眼豌豆、青豌豆、荷兰豆），以及花生，也属于豆类。

豆类中含有的植酸会导致锌吸收不良，从而对康复造成不利影响。缺锌还与肠漏和容易感染有关。

但菜豆和豌豆蛋白是豆类中的两个例外，因为大多数桥本甲状腺炎患者对这两种食物耐受性较好。

来越敏感。但一般只需将致敏食物排除几天或几周，我们就会感觉好很多：腹胀和反酸明显减轻，排便恢复正常，精力更加充沛……

当我们再次接触这种致敏食物时，身体会产生特别强烈的反应，这能帮我们辨别是哪种食物引起了问题。这就是所谓的"饮食排除法"。

疾病根源饮食方案正是基于饮食排除法制订的。这种饮食将桥本甲状腺炎患者最常见的致敏食物排除在外（有些患者可能需要做进一步的检测。目前有很多食物敏感性检测项目，但结果多数不可信）。

需要注意的是，如果某种食物的检测结果呈阳性，则表明它对检测对象而言是一种致敏食物。而如果您最近没有吃过这种食物，检测结果可能呈假阴性。所以，对于那些典型的致敏食物，即便您的检测结果呈阴性，我仍然建议先将其排除，然后再重新引入。

高碘食物：摄入过量的碘可能导致具有基因易感性的人患上桥本甲状腺炎，所以我建议您在实施原始饮食时将高碘食物排除在外。常见的高碘食物包括各种海藻，如紫菜、海带、赤藻、褐藻和裙带菜。其他高碘食物，如螺旋藻和小球藻，也应避免食用。

原始饮食排除的食物和含有的食物

排除的食物	含有的食物
乳制品（还需要排除黄油和酥油，传统原始饮食中含有这两种物质）	红肉（全部）
糖	鱼类和贝类
含酒精饮料	蔬菜（辣椒除外）
含咖啡因食物	水果（全部）
谷物	坚果（包括种子）
豆类（菜豆和豌豆蛋白粉除外）	鸡蛋
辣椒	油（鳄梨油、椰子油和橄榄油）
高碘食物	水解牛肉蛋白粉
其他含麸质食物	豌豆蛋白粉

AIP 饮食

在相继实施基础排除饮食和原始饮食后，您已经排除了乳制品、大豆、谷物和其他含麸质食物，这些是桥本甲状腺炎患者最常见的致敏食物。如果您的症状仍未消除，我建议您进一步采取 AIP 饮食。在《桥本甲状腺炎90天治疗方案》中，该饮食是肠道平衡方案的一部分，其中包括使用消化酶（详见本章后文有关消化酶的介绍）和其他补充剂来帮助修复肠道。这一饮食进一步将鸡蛋、茄属蔬菜、坚果（包括种子）排除在外。事实证明，一些桥本甲状腺炎患者对这些食物敏感。此外，我建议您每天饮用1~2杯自制骨头汤，因为骨头汤同样

我最喜爱的优质脂肪与蛋白质来源

鳄梨	坚果（包括种子，但不包括花生）
奇亚籽	橄榄
鸡肉	豌豆蛋白粉
椰奶	猪肉
椰子油、鳄梨油、橄榄油	三文鱼
鸭油	沙丁鱼
鸡蛋或蛋清蛋白（如果对鸡蛋不敏感的话）	牛油
草饲牛肉	火鸡肉
水解牛肉蛋白粉	鱼肉
羔羊肉	

有助于肠道修复。

鸡蛋：虽然鸡蛋是一种极佳的蛋白质来源，但对于某些自身免疫性疾病（如桥本甲状腺炎）患者来说，鸡蛋可能是一种致敏食物。读者调查发现，47%的人在排除鸡蛋后感觉更好。鸡蛋中的溶菌酶在消化过程中可与细菌和蛋白质结合，形成溶菌酶复合物。溶菌酶复合物就像一团由各种刺激物构成的"火球"，如果您存在肠漏，它就会通过肠黏膜进入血液循环，造成免疫反应。

茄属蔬菜：和鸡蛋类似，48%的受访者称他们在排除茄属蔬菜后感觉更好了。与茄属蔬菜敏感相关的症状包括关节痛、肿胀，以及皮肤刺痛、麻木。茄属蔬菜包括番茄、土豆、茄子、甜椒、树番茄、辣椒、枸杞和醋栗等。

坚果：坚果是蛋白质和健康脂肪的优质来源，这也是我在其他饮食中推荐您食用的原因。然而，尽管营养价值高，但坚果难以消化，而且含有草酸和植酸（这两种"抗营养素"会干扰矿物质的吸收）。据报道，杏仁是桥本甲状腺炎患者最常见的致敏食物之一，这可能与人们喜欢把杏仁当零食吃有关。AIP饮

AIP 饮食排除的食物和含有的食物

排除的食物	含有的食物
含麸质食物	红肉（全部）
乳制品（还需要排除黄油和酥油，传统原始饮食中含有这两种物质）	鱼类和贝类
大豆	蔬菜（茄属蔬菜除外）
糖	油（鳄梨油、椰子油和橄榄油）
含酒精饮料	水果（全部，尤其是椰子）
含咖啡因食物	水解牛肉蛋白粉
豆类（豌豆蛋白粉和菜豆除外）	
辣椒	
高碘食物	
鸡蛋	
坚果（包括种子）	
茄属蔬菜	
甜菊糖	

食将杏仁和其他坚果排除在外。但即使您现在对坚果没有反应，并且计划在后期将其重新添加进来，我还是建议您将坚果和其他食物轮换着吃，每3～4天吃一次即可。

种子：虽然种子对绝大多数桥本甲状腺炎患者来说似乎都不是致敏食物，而且在我的调查中只有7%的人称他们对种子敏感，但种子仍然有可能刺激肠道。如果您难以消化蛋白质，同样不易消化的种子可能会令您的症状恶化。

AIP 饮食的食物清单看起来很短，但使用这些食物仍然能做出各种美味的食品。我最喜爱的是奶油炖鸡、芒果沙司和双烤甘薯。

成功故事分享

如果您还在犹豫要不要尝试一种激进的饮食，请在阅读以下来自世界各地的读者故事之后再做决定。他们能够取得成功，您也可以。

苏：在我坚持做食物敏感性检测并采用 AIP 饮食11年后，我的牛皮癣缓解了90%，体重也降到了正常范围，左旋甲状腺素钠的服用剂量从每天88mg 降到了每天75mg。

莱恩：我想用"天壤之别"这个词来形容完全排除含麸质食物和乳制品以及限制摄入糖、酒精和加工食品给我的生活带来的变化。我的甲状腺炎和克罗恩病不再像以前那么严重了，餐后腹胀和胃部不适也有所减轻。我不再频繁地放屁，所以我又有信心参加集体瑜伽课了。现在我可以坚持大半天不上厕所。而且我回到了工作岗位上。如果我当时没有做出这些改变，真不敢想象现在的生活会有多糟。伊莎贝拉·温兹，谢谢你所做的一切，是你让我把健康掌握在了自己手中。

邦妮：在读完《桥本甲状腺炎：通过改善生活方式消除病症》一书后，我逐步戒除了含麸质食物，还有乳制品、糖、酒精和咖啡。在坚持原始饮食6个月后，我又采用 AIP 饮食。我遵照温兹博士的自我管理法和《桥本甲状腺炎90天治疗方案》中的建议生活，在坚持18个月后，我的抗甲状腺抗体降到了正常水平，甲状腺激素的用量也少了。目前，我正在逐步引入之前排除的食物。我的健康状况从来都没有像现在这样好过。

乔安娜：将乳制品、糖、谷物和其他含麸质食物排除之后，我成功地将桥本甲状腺炎治愈了，这是我10年来取得的最大成就。我的头发重新长了出来，睡眠也正常了，不再动辄腹胀，面部也不再浮肿，真是个奇迹！

克里斯蒂娜：我从10月份开始严格实施 AIP 饮食，并服用益生菌调理。仅仅过了1周，我的病情就有所缓解，可怕的晨起关节疼痛几乎完全消失了。之后，我的精力逐渐恢复，脑雾也有所减轻。不到1个月，我的关节疼痛和脑雾问题几乎完全消失了，精力更加充沛，皮肤干涩得到了改善，头发开始重新生长，体重也减轻了很多。没想到饮食竟然有如此大的功效！现在我已经能够重新添加一些食物了，所以在饮食方面选择的余地也大了不少。

萨拉：我是在去年10月被诊断出患有桥本甲状腺炎的，但有幸在11月就读到了你（笔者）的著作。之后我开始避免食用谷物、乳制品、精制糖、垃圾食品和其他含麸质食物。这些措施使我的甲状腺肿明显减轻，身体感受因此大有改观。所以，伊莎贝拉，我要对你说一声谢谢，谢谢你为我们写了这么好的书，谢谢你给我提供的指导！

妮可：在坚持抛弃含麸质食物、乳制品、大豆、糖、菜籽油、碘盐和酒精，补充硒、维生素 E、维生素 B_{12}、甜菜碱和胃蛋白酶，同时采取养肝护肝措施4个月后，我的体重降低了8kg，精力更加充沛，腹胀和关节炎症也有所减轻。

凯瑟琳：仅仅坚持无麸质饮食3天，困扰我14年之久的脑雾就消失了。

卡洛琳：我想把我的康复故事告诉所有人。我是一名畅销书作家，我得的是桥本甲状腺炎。在服用了医生开的药后，我的甲状腺相关指标降到了正常范围，但我仍然无法集中精力创作。后来，我按照伊莎贝拉·温兹的建议不吃含麸质食物，并对饮食做了其他一些调整。几个月后，我的思路清晰了起来，写作能力也恢复了。

接下来该实施哪种康复饮食

您可以基于升级法或降级法来决定先从哪里开始。下一页的表格为您提供了一些饮食指导。究竟先采用哪种饮食取决于您的个人现状。

助您康复的营养知识

"消化不良是万恶之源"，这是被誉为"现代医学之父"的古希腊医生希波克拉底的名言。虽然他生活在公元前，但我认为他的这句话对今天的我们来说

应该从何处着手

如果……	那么……
您刚刚开始，正处于不知所措的状态	先确定您认为最容易实现的饮食，然后马上采取行动
您正在对越来越多的食物产生敏感性	尽快做功能医学肠道检测，去功能医学医生处就诊，以去除导致感染的因素
您已经不吃含麸质食物，但康复过程遇到了瓶颈	实施基础排除饮食（无麸质、无乳制品、无大豆饮食）
您已经实施了基础排除饮食（无麸质、无乳制品、无大豆饮食），但康复过程遇到了瓶颈	升级到原始饮食
您已经实施了原始饮食，但康复过程遇到了瓶颈	升级到 AIP 饮食
您已经实施了 AIP 饮食，但康复过程遇到了瓶颈	做功能医学肠道检测和食物敏感性检测，阅读《桥本甲状腺炎90天治疗方案》，采用桥本甲状腺炎自我管理方案，并实施疾病根源轮换饮食 *
您受到某些症状的困扰，但尚未做食物敏感性检测	做食物敏感性检测

仍然适用。我们也可以将其理解为："吸收了什么营养，就有什么表现。"桥本甲状腺炎患者通常存在营养不良、食物敏感、压力处理能力受损、消化问题、感染以及排毒能力受损。其中不少症状都与我们从饮食中吸收营养的能力受损有关，而这些营养正是人体发挥功能所必需的。

我的个人经历和对患者的诊疗经验表明，有些辅助性的酶可以帮助改善消化功能，从而提高饮食营养的吸收率。酶缺乏可以直接或间接导致自身免疫性疾病。所以，补充酶有助于降低抗甲状腺抗体，消除桥本甲状腺炎的各种症状，如疲劳、脱发、营养不良和食物敏感。

以下是对桥本甲状腺炎不同康复阶段可能有益的5种酶：

- 蛋白质消化酶
- 蛋白水解酶
- 脂肪消化酶
- 蔬菜消化酶
- 麸质／乳制品消化酶

蛋白质消化酶

研究发现，大多数桥本甲状腺炎和甲状腺功能减退患者都存在胃酸缺乏问题，有些甚至少到几乎没有。桥本甲状腺炎和甲状腺功能减退都能导致食物敏感，增加肠道感染的风险，如幽门螺杆菌感染、小肠细菌过度生长和肠道寄生虫感染（这些是引发桥本甲状腺炎的根源）。此外，胃酸缺乏还会造成蛋白质消化困难。蛋白质消化困难会引起疲劳，因为人体会因此缺乏源自蛋白质的营养，包括维生素 B_{12}、铁质和氨基酸，也因为消化过程需要大量能量提供支持。营养素、蔬果奶昔和蔬果汁之所以能提高人体的能量水平，是因为人体无须消化即可从中获取部分营养。

胃蛋白酶和甜菜碱具有提高胃酸水平的作用，可以提高含蛋白质食物的生物利用度。助消化营养素补充剂通常同时含有胃蛋白酶和甜菜碱。大多数胶囊剂型的营养素补充剂都含有500～750mg甜菜碱和20～50mg猪胃蛋白酶。

在加服胃蛋白酶和甜菜碱后，困扰我10年之久的衰弱性疲劳几乎在一夜之间消失了，我的睡眠时间也从每晚11～12小时缩短为8小时。这一切只因我能够更好地消化食物了，足够的能量为我解决桥本甲状腺炎和其他健康问题提供了信心。精力恢复给了我希望，让我能够潜心研究并最终找出疾病的根源，也让我有机会运用自己的知识来帮助别人。

我的患者和读者也报告了类似的结果：在加服胃蛋白酶和甜菜碱后，他们的疼痛减轻了，情绪改善了，体重也趋于合理了。调查显示，服用胃蛋白酶和甜菜碱后感觉更好、更糟和没有区别的受访者比例分别为59%、33% 和8%。不少人通过改善胃酸水平提高了铁蛋白和维生素 B_{12} 水平。50% ～70% 的桥本甲状腺炎患者可能缺乏胃酸，而胃蛋白酶和甜菜碱服用试验可以帮助您确定是否缺乏胃酸。

以下是胃蛋白酶和甜菜碱服用试验的步骤：

1. 摄入含蛋白质的食物后，吃1粒胶囊。

2. 观察身体是否出现反应，如喉部是否有轻微的灼烧感。如果有，说明您不需要补充胃蛋白酶和甜菜碱。

3. 如果您没有任何感觉，则在下一次摄入含蛋白质的食物后吃2粒胶囊，然后再次观察身体是否有反应。

4. 每餐增加1粒胶囊，直到您感到喉部有轻微的灼烧感或其他不适为止。出现灼烧感或其他不适表明您服用的剂量比目标剂量高。此时可以取1茶匙小苏打，用1杯水送服，来缓解灼烧感。

以下是蛋白质消化酶的服用示例：

- 第一餐：服用1粒胶囊，未感到不适；
- 第二餐：服用2粒胶囊，未感到不适；
- 第三餐：服用3粒胶囊，未感到不适；
- 第四餐：服用4粒胶囊，感到不适；目标剂量：3粒胶囊。

随着消化能力的改善，可以逐渐减量甚至停用蛋白质消化酶。在确定了目标剂量后，您还需要根据摄入蛋白质的量和种类来调整剂量。有人发现，他们在食用蛋白粉和素食蛋白时不需要服用胃蛋白酶和甜菜碱，但如果是吃牛排，就需要提高用量了。

需要注意的是，胃蛋白酶和甜菜碱并不适合所有人

- 如果您有消化性溃疡，或正在服用非甾体抗炎药或类固醇类药物，不能服用胃蛋白酶和甜菜碱。
- 抑酸药会弱化胃蛋白酶和甜菜碱的功效，所以我不建议二者同时服用。

蛋白水解酶

自身免疫性疾病患者通常有循环免疫复合物沉积的问题。循环免疫复合物沉积会带来多种问题，如肝脏充血、疼痛、炎症甚至心脏病发作。

蛋白水解酶又称"全身酶"，它可以通过分解免疫复合物来帮助免疫系统恢复平衡。蛋白水解酶还能分解细菌、寄生虫等病原体。蛋白水解酶对循环免疫复合物的分解作用可以降低针对食物和甲状腺的抗体水平。

蛋白水解酶已经在欧洲得到了广泛的研究，并且成为关节炎和其他许多炎症性疾病患者止痛药的流行替代品。

一项研究对40名服用左旋甲状腺素钠的桥本甲状腺炎患者进行了为期3～6个月的蛋白水解酶治疗。治疗结束后，患者报告称其甲状腺症状有所减轻，超声检查提示甲状腺组织正常，甲状腺炎症细胞数量减少，且抗甲状腺抗体水平显著降低。许多受试者减少了用药量，有些甚至完全停药了。此外，在接受蛋白水解酶治疗之前胆固醇水平较高的患者其胆固醇水平也得到了改善。

根据我对桥本甲状腺炎患者的诊疗经验，补充蛋白水解酶1～3个月就可以显著降低抗甲状腺抗体水平和食物敏感性。我喜欢向患者推荐蛋白水解酶，因为它能作用于整个免疫系统，而且研究发现，蛋白水解酶可以预防自身免疫性疾病。

蛋白水解酶是植物酶和动物酶的混合物，可能含有以下成分：

- 菠萝蛋白酶（源自菠萝）
- 胰凝乳蛋白酶（源自猪）
- 胰酶（源自猪）
- 木瓜蛋白酶（源自木瓜）
- 芦丁或芦丁三水合物（生物类黄酮）
- 胰蛋白酶（源自猪）

蛋白水解酶必须在饭前45分钟或饭后90分钟服用才能对免疫系统发挥作用。如果您随餐服用或者在餐后不久服用，它们会在消化过程中被消耗掉，而不是进入血液。只有进入血液，蛋白水解酶才会对循环免疫复合物起作用。

一般认为，蛋白水解酶的维持剂量为每天6粒胶囊。需要注意的是，上述研究中使用的剂量为每次5粒胶囊（空腹服）、每天3次，是维持剂量的2.5倍。前者是我向患者推荐的剂量，也是其他有经验的临床医生使用的剂量。在过敏症状较严重的阶段，可以将剂量调整为每天3次、每次10粒胶囊。

脂肪消化酶

脂肪吸收不良问题很容易被忽视。40%～50%的桥本甲状腺炎患者会受到脂肪吸收不良问题的困扰。脂肪吸收不良可能带来如下表现：大便油腻、恶臭、有漂浮物、颜色浅，进食后胀气或打嗝，腹泻，皮肤干燥，胃痛，胆囊疼痛，胆结石，恶心，体重下降，激素失调，肾上腺问题。如果检测发现粪弹性蛋白酶偏低，则表明您可能存在脂肪吸收不良。

如果您无法充分消化和吸收食物中的脂肪，可能会感到精力不济，您会因此更加渴望摄入碳水化合物。如果脂肪吸收不良问题持续时间较长，您会出现因脂肪酸缺乏以及脂溶性维生素（维生素 A、维生素 D、维生素 E 和维生素 K）缺乏而导致的症状，如视力问题、免疫系统失衡、骨质疏松、伤口愈合不良、牙龈出血、头发干枯、抑郁、皮肤变差、湿疹、皮肤干痒、头皮屑增多，等等。

如果您正在补充维生素 D，检测结果却提示仍然缺乏维生素 D，这也提示您可能存在脂肪吸收不良。造成脂肪吸收不良的原因包括胆汁缺乏、胰酶缺乏、肝脏毒素蓄积和小肠细菌过度生长。

胰腺外分泌功能不全

有些脂肪吸收不良的人还存在胰腺外分泌功能不全或胰酶缺乏的情况。此时补充胰酶较为有效。胰酶可以在吃含脂类食物时随餐服用。大约50%的患者服用几周到几个月即可消除其胰腺功能不全问题。一些患者可能需要长期服用胰酶。为了确定胰腺外分泌功能不全的原因，这些患者需要做相关检查。胰腺外分泌功能不全可能是由小肠黏膜微绒毛受损、乳糜泻、小肠细菌过度生长、毒素蓄积、压力或饮酒引起的。

我研发的肝胆修护剂可以从三个方面促进脂肪的消化和吸收：其中的乳蓟成分可以帮助肝脏处理脂肪；牛胆汁成分可以为人体提供更多的胆汁；蒲公英、洋蓟和甜菜根成分可以促进胆汁分泌。如果您存在脂肪吸收不良问题，可以考虑使用。

慢性脂肪吸收不良可能导致人体缺乏必需的脂肪酸。如果您有脂肪酸缺乏的迹象，如疼痛、炎症、皮肤干燥、油性头发、痤疮或湿疹，可以每天服用 $1\sim4g$ 鱼油。

蔬菜消化酶

蔬菜含膳食纤维和其他碳水化合物，一些桥本甲状腺炎患者无法很好地消化它们。研究发现，无法消化的植物纤维会结成球，形成植物性粪石，严重情况下会导致肠梗阻。此外，高纤维饮食还会引起腹胀。

无法充分消化蔬菜类食物会使人缺乏相关微量营养素。弥补这一缺陷的方法之一是将蔬菜和水果榨成汁饮用。

含纤维消化酶（如纤维素酶）和 / 或淀粉消化酶（如淀粉酶）的蔬菜消化酶可能有助于减轻营养缺乏引起的症状，同时提高人的精力。

麸质 / 乳制品消化酶

含麸质食物和乳制品是对桥本甲状腺炎患者来说最常见的两种致敏食物。如果这些食物中的蛋白质未能被完全分解，可能引发 IgG 介导的免疫反应。由于抗甲状腺抗体也属于 IgG 抗体，因此，当患者食用可导致产生更多 IgG 抗体的食物时，抗甲状腺抗体水平也会随之升高。

一些人即使摄入少量的含麸质食物和乳制品也会产生严重的症状，这使得他们不敢轻易外出就餐。

二肽基肽酶4有助于将麸质分解成更小的片段，使其易于消化。那些能够分解酪蛋白、β－乳球蛋白和乳糖的复合酶产品中就含有二肽基肽酶4。虽然这种酶不足以支持乳糜泻患者吃下一整碗意大利面，但对于那些对含麸质食物和乳制品敏感的人来说，它们的确十分有效。

如何补充消化酶

酶的种类	作用	服用方法
蛋白质消化酶	为蛋白质的消化提供支持	根据试验结果确定剂量，一般为每天1～7粒胶囊，在吃含蛋白质的食物时随餐服用
蛋白水解酶	分解循环免疫复合物，降低针对食物和甲状腺的抗体水平	每天3次，每次5～10粒胶囊，空腹服用
脂肪消化酶	为脂肪的消化提供支持	根据说明书确定剂量，随餐服用
蔬菜消化酶	分解蔬菜中的纤维和淀粉	食用蔬菜或水果时服用
麸质/乳制品消化酶	减轻麸质和/或乳制品引起的反应	外出就餐时随餐服用
胰酶	为脂肪、碳水化合物和蛋白质的消化提供支持	根据说明书确定剂量，食用含蛋白质、脂肪和/或碳水化合物的食物时随餐服用

外出就餐时，由于担心交叉反应问题，我会服用可帮助分解麸质和乳蛋白的酶。如果偶尔摄入了含麸质食物和乳制品，我也会服用这些酶。麸质/乳制品消化酶可以有效减轻我的食物反应。虽然食物反应没有完全消失，但我在几小时内就能恢复正常，不会像之前一样难受两三天。

针对特定问题的个性化饮食调整

虽然消化酶可以为消化提供关键支持，促进营养吸收，但您可能仍然受到某些症状的困扰。为此，我们需要一套个性化的方案。

您需要根据某些因素，如种族背景、当前健康状况、习惯、环境、压力水平、感染、毒素暴露和症状，对饮食进行针对性的调整。

- 如果您存在食物敏感，有痤疮暴发、腹胀、疲劳和 / 或饭后头痛等表现，请进行食物敏感性检测，然后根据结果排除相关食物。

- 如果您是运动爱好者，但摄入的能量不足，请尝试增加健康碳水化合物的摄入量，如甘薯和未加工水果。

- 如果您存在果糖吸收不良和血糖异常，请将果糖摄入量降到每天50g以下。

- 如果您存在铜中毒表现，如痤疮暴发 / 激素失调、疲劳、情绪不稳定、头发泛红，应考虑低铜饮食。

- 如果您有柑橘敏感症状，如疲劳、过敏、头痛、鼻窦问题、皮疹和胃部不适，应避免食用柑橘类水果。

- 如果您排毒能力受损，可尝试纯素饮食 / 素食饮食。

- 如果您存在念珠菌感染，可采用无酵母饮食，如人体生态饮食。

- 如果您存在神经问题，如抑郁、焦虑、脑雾、癫痫或偏头痛，可以尝试生酮饮食。

- 如果您存在硫中毒（典型症状如皮肤干燥和皮疹），应采用低硫饮食。

- 如果您存在汞中毒表现，应采用低海鲜饮食。

- 如果您存在严重的乳制品反应，请尝试避免食用牛肉（可能对疼痛特别有效）。

- 如果您存在其他饮食或干预措施无法解决的炎症问题，如外阴疼痛、纤维肌痛、排尿灼烧感、肾结石、膀胱刺激征或其他疼痛的表现，请采用低草酸饮食。

- 如果您存在吸收不良引起的症状，请减少未加工食物的摄入量，可以尝试各种食物泥。

- 如果您想改善排毒能力，可以提高未加工食物的摄入量。

- 如果您存在霉菌感染，请避免摄入霉菌含量高的食物和饮料，如花生和葡萄干。在饮食中应移除干果、坚果、咖啡、啤酒或葡萄酒，也可以采用低霉菌饮食，如防弹饮食。

　　根据相应症状找到应当排除的食物后，您可以做个测试来确定该食物是否是导致您生病的原因。具体做法：连续3周不吃某种特定食物，观察症状表现。

之后连续3天重新摄入该食物并观察症状表现。如果您对这种食物有反应，则说明它很可能是导致您生病的原因。

如果您没有上文列出的那些表现，请阅读下表。如果表格中有与您相符的症状，请按照"解决方案"一栏的建议执行。

部分症状的常见营养诱因及解决方案

症状	常见营养诱因	解决方案
痤疮	含麸质食物、乳制品、鸡蛋、坚果、毒素蓄积	多晒太阳；使用有机护肤品；出汗；补锌；补充鱼油；采用低铜饮食
焦虑	茶、咖啡、巧克力、糖、血糖波动、含麸质食物、乳制品、坚果	补硒；维持血糖稳定；补充益生菌；吃发酵食品；补充镁；采用低铜饮食
哮喘	乳制品、含麸质食物、鸡蛋、坚果	补充乙酰半胱氨酸；使用空气净化器；接受盐疗法；接受小肠细菌过度生长治疗；消除霉菌/酵母菌
抑郁	含麸质食物、乳制品、大豆、坚果（包括种子）	多晒太阳；补充益生菌；吃发酵食品；补充鱼油
疲劳	含麸质食物、乳制品、消化不良、营养不良	补充胃蛋白酶和甜菜碱；喝柠檬水；补充维生素 B_1；喝蔬果汁；做铁蛋白、维生素 B_{12} 和其他 B 族维生素检测，根据检测结果采取相应措施
胆囊问题	鸡蛋、猪肉、洋葱、禽肉、牛奶、咖啡、橙子、玉米、坚果、番茄	服用肝胆修护剂；服用肝胆消化支持配方
胃食管反流	含麸质食物、乳制品、鸡蛋、坚果	接受幽门螺杆菌治疗；补充消化酶；补充镁

症状	常见营养诱因	解决方案
脱发	铁蛋白水平低、血糖波动	服用含 T_3 合成抗甲状腺药物；优化促甲状腺激素；服用生物素；补锌；食用明胶；补充胶原蛋白；摄入 $\omega-3$ 脂肪酸
肠易激综合征	含麸质食物、乳制品、未加工蔬菜	补充高剂量益生菌；补充消化酶；吃打虫药；做小肠细菌过度生长检测，根据检测结果采取相应措施
偏头痛	含麸质食物、乳制品、鸡蛋、酵母菌、玉米、糖、橘子、咖啡、茶、巧克力、牛肉	补充镁；泻盐浴；做幽门螺杆菌检测，根据检测结果采取相应措施
躯体疼痛	含麸质食物、乳制品、谷物、茄属蔬菜	做低强度激光治疗；泻盐浴；做针灸治疗；进行脊柱推拿治疗；补充镁
增重困难	热量摄入不足	为肾上腺提供支持；做肠道功能检测，根据检测结果采取相应措施；食用疾病根源健康重塑奶昔；跟踪热量摄入情况，根据具体情况采取相应措施；减压
减重困难	碳水化合物类食物、含麸质食物、乳制品、加工食品、低热量饮食	多休息；补充益生菌；少运动；多摄入对健康有益的食物；补充复合维生素；做肾上腺素功能检测、药物副作用检测、营养不良检测、消化和营养吸收情况检测，根据检测结果采取相应措施

未加工蔬果

肠漏患者很难消化未加工蔬果。把蔬菜和水果煮熟或研成泥可以破坏其中的纤维，使其容易消化。当您的身体对这些食物耐受之后，可以试着吃带皮的新鲜蔬菜。先从去皮的新鲜蔬菜和水果泥开始，然后过渡到去皮的新鲜蔬菜和水果，最后再尝试带皮的新鲜蔬菜和水果。

综合运用营养知识和食谱

本书中每份食谱的下面都附有营养成分分析。值得注意的是，铁有两种类型，即血红素铁和非血红素铁。动物性食物同时含有这两种铁质，而植物性食物只含有非血红素铁。由于非血红素铁不易吸收，因此食用植物性食物最好搭配上富含铁和维生素 C 的食物。我发明的松露蔬菜就是一道富含铁质的植物性美食。

食谱营养成分分析中还包括宏量营养素，这可以帮您确定是否需要特定消化酶的支持。例如，与低蛋白食物相比，高蛋白食物需要更多的胃蛋白酶和甜菜碱。如果某道菜不含蛋白质，那么您就不需要服用胃蛋白酶和甜菜碱。

食谱的营养成分分析是基于 1 人份计算的。当然，有些人的食量可能不止 1 份。此时只需根据个人食量将营养含量乘以相应的份数即可。此外，我还在每份食谱的营养成分分析中列出了钠和钾的含量，这可以方便有钠 / 钾含量追踪需求的人使用。

但我没有提供每份食物的热量，因为我认为我们应该注重事关康复的营养密度，而不是计算热量。我提供的膳食方案均基于适量营养和天然饮食，因此，在采用这些方案后，您摄入的热量不会太多。

第四章

通向成功的习惯、方法与策略

和改变其他任何习惯一样，改变饮食习惯一开始也困难重重。但这样做是值得的，作为回报，您很快就会发现症状缓解或消失了。

保持良好的心态才能应对挑战。您需要将对自身的审视和对营养的重视视为实现自我照顾的必要步骤。爱惜和照顾自己是保持健康的长期策略。

我们可以采取一些切实可行的方法来预防因饮食改变而产生的问题。您可能听说过一句话："凡事预则立，不预则废。"

现在，您可能已经对新生活方式跃跃欲试了。但就像我和我的患者一样，您也会面临众多问题，有些问题必然会成为您开启或继续新生活方式的障碍。

为了帮助您顺利开始和适应新的生活方式，我在本章分享了一些我个人的成功经验，主要是关于以下几个方面的：

- 如何优化厨房，为实践新生活方式做准备
- 如何使用恰当的工具让生活更轻松
- 如何选择康复效果最佳的食材
- 如何将正餐替换为健康食品
- 如何购买物美价廉的食品
- 如何保持食物常吃常新

- 如何在忙碌时坚持做健康食物

- 如何让全家适应新的生活方式

- 如何对待不支持自己的人

- 如何外出就餐

现在就让我们来一探究竟吧！

先从厨房开始

改变饮食方式的实现要先从厨房开始。首先，要净化厨房，清除厨房里的毒素，因为它们会进入食物中；其次，要购买工具以加快或简化烹饪过程，让生活更加轻松。

净化厨房

您可能没有意识到，毒素可能就潜伏在您的橱柜和抽屉里。炊具、食品容器和餐具中都可能有它们的身影。

您可以采取以下7个简单的措施来减少家庭毒素暴露。

1. 使用玻璃盘子、带陶瓷涂层的锅，用铸铁长柄煎锅来代替带铁氟龙涂层的锅或不锈钢锅。

2. 使用木质器皿而非塑料或金属器皿。

3. 使用玻璃容器（如广口梅森瓶）代替塑料容器储存食物。

4. 使用不含双酚 A 的购物袋。

5. 绝不在塑料容器中加热或烹饪食物，因为塑料制品遇高温会释放毒素。

6. 在烘焙、烧烤或蒸食物时，用不含氯的羊皮纸代替锡箔纸。

7. 购置反渗透过滤器来去除饮用水和烹饪用水中的氟化物。

将厨房打造成一个无毒空间并非一日之功。但这并不意味着您必须等到厨房彻底净化后才能尝试书中的食谱或将敏感食物从饮食中排除。相反，越早开始采用健康饮食，您就能越早踏上康复之路。

使用方便生活的厨具

下列工具有的看似奢侈，但值得您花钱购置，因为它们会令您的生活更加便捷，提高您的康复效率。

慢炖锅：慢炖锅是一种电锅。您只需要把食材放进去，打开电源就可以了。做饭的时候，您可以去上班或者小睡一会儿。现在，慢炖锅已经成为我不可或缺的做饭帮手，我甚至不确定在买这口锅之前我是怎么活下来的。我用它做骨头汤、冬季炖牛尾、古巴碎牛肉、墨西哥小肉以及我喜爱的许多其他菜肴。早上醒来或下班回家就能闻到诱人的饭菜香是我认为人生中最美妙的事情之一。

大功率搅拌机：大功率搅拌机可以用来制作蔬果奶昔、花椰菜土豆泥、汤、坚果酱、蛋黄酱和椰子酸奶。如果我的厨房里只允许有一台电器，我一定会选大功率搅拌机。

原汁榨汁机：原汁榨汁机并不是通过传统的方式来榨蔬菜和水果汁的，而是通过类似人"咀嚼"的方式来榨汁的，这能保留更多的营养。

电压力锅：电压力锅是一种神奇的烹饪工具。有了它，我们可以在相对较短的时间内做出丰盛、营养的饭菜。您只需将食材、水或肉汤放入锅中，将盖扣紧，设置好烹饪参数，然后按下"开始"按钮即可。

玻璃烤盘：玻璃烤盘是厨房必备的万能工具。我常用它做乳蛋饼、姜汁柠檬烤鸡腿、培根香葱荷叶边甘薯、杏仁枣馅能量棒等。建议您购买所有尺寸的烤盘。有些烤盘带盖子，您也可以用它存放吃剩的饭菜。

梅森瓶：我喜欢用梅森瓶装饮料和存储食物。我会一次制作够一周食用的沙拉和奶昔／冰沙，然后将它们存放在梅森瓶中。

发酵罐：如果您希望食物花样多多，可以使用波兰或德国的传统发酵罐来制作发酵蔬菜。经过发酵的蔬菜能帮助肠道恢复菌群平衡。

除此之外，还有一些有趣的工具可选。

螺旋切丝机：螺旋切丝机可以方便地把各种蔬菜切成条或薄片，从而缩短烹饪时间。自制的蔬菜面条比无麸质面条健康多了，因为后者是由精加工谷物制成的。我喜欢用西葫芦、甜菜和甘薯做面条。

华夫饼烘烤模：谁都想偶尔换换口味。在悠闲的周末早晨，使用华夫饼烘烤模专心制作无麸质华夫饼是最惬意的事情（这是我的个人经验）。

普通烤盘：在工作日，我喜欢用烤盘做一些简餐。可以在烤盘上铺一层蔬菜，将整只鸡或鸭放在蔬菜上，然后淋一些椰子油或鸭油，即可放进烤箱烘烤。这样烤出来的食物肉嫩菜香。

铸铁长柄煎锅：铸铁长柄煎锅是制作快炒、杂炒和一锅烩式饭菜的理想工具。

选择优质食材

经过多年的磨炼，我已经掌握了优质食材的选购技巧。在此，我将这些技巧分享出来，以飨读者。

在购买肉类时，请尽量选择有机品种而非传统品种。因为在有机养殖中，家畜或家禽有部分时间是在室外放养的，动物们需要自行觅食。这种贴近自然的养殖方式会使其肉类产品富含 ω-3 脂肪酸，而有害的 ω-6 脂肪酸含量很少。高水平 ω-3 脂肪酸可以增强免疫功能。和传统肉类相比，有机肉类中的 ω-3 脂肪酸含量要高出50%。

请选择汞含量低的野生鱼，如三文鱼和沙丁鱼。金枪鱼和鲨鱼属于汞含量高的鱼类，应避免食用。

如果您能联系到本地养鸡户，可以咨询能否直接购买他们的鸡蛋。您应该询问养鸡户使用的是哪种饲料，使用非转基因且不含大豆的饲料喂养的鸡下的蛋耐受性良好。

有机蔬菜和水果中的抗氧化剂含量较高，而抗氧化剂具有抗炎作用。有机农作物种植户实行轮作方式，使用堆肥作为肥料，并采用无公害手段对抗病虫害，而不是使用农药。这些措施不仅能使土壤更加肥沃，减慢作物的生长速度，

水产品中的汞含量及其食用建议

汞含量	食物举例	食用建议
最高	国王鲭鱼、马林鱼、橙连鳍鲑、鲨鱼、剑鱼、方头鱼、大眼金枪鱼、蓝鳍金枪鱼	避免食用
较高	蓝鱼、石斑鱼、西班牙鲭鱼、海湾鲭鱼、智利鲈鱼、白长鳍金枪鱼、黄鳍金枪鱼	每月可摄入3份，每份约170g
较低	条纹鲈鱼、黑鲈鱼、鲤鱼、阿拉斯加鳕鱼、产自太平洋地区的石首鱼、产自太平洋和大西洋地区的大比目鱼、银汉鱼、龙虾、鲯鳅、鮟鱇、淡水鲈鱼、黑貂鱼、鳐鱼、红鲷鱼、犬牙石首鱼、大块水浸金枪鱼、鲣鱼	每月可摄入6份，每份约170g
最低	凤尾鱼、鲳鱼、鲶鱼、蚌、养殖蟹、淡水小龙虾、产自太平洋以外其他地区的石首鱼、产自太平洋和大西洋以外地区的大比目鱼、黑线鳕、鲱鱼、北大西洋鲭鱼、白腹鲭、鲻鱼、牡蛎、海鲈鱼、鲽鱼、三文鱼、沙丁鱼、扇贝、美洲西鲱、虾、鱿鱼、罗非鱼、淡水鳟鱼、白鲑鱼、牙鳕	每周可摄入2份，每份约170g

还能让作物依靠自身来抵御病虫害。

相比之下，非有机农产品有不同程度的农药残留。我一般使用美国环境工作组的数据来帮助我决定购买哪种有机蔬菜和水果。美国环境工作组是一家非营利性消费者保护机构，他们每年都会发布一份购物指南，其中包括两份清单，即《12种农药残留量最高的农产品（加强版）》和《15种农药残留量最低的农产品》，二者分别对农药残留量最高和最低的农产品做了盘点。您可以基于这两份清单来做选择，以尽量减少农药暴露。

美国环境工作组2018年购物指南：农产品中的农药残留

12种农药残留量最高的农产品（加强版）	15种农药残留量最低的农产品
1. 草莓	1. 鳄梨
2. 菠菜	2. 甜玉米 *
3. 油桃	3. 菠萝
4. 苹果	4. 卷心菜
5. 葡萄	5. 洋葱
6. 桃子	6. 冷冻甜豌豆
7. 樱桃	7. 木瓜 *
8. 梨	8. 芦笋
9. 番茄	9. 芒果
10. 芹菜	10. 茄子
11. 土豆	11. 蜜瓜
12. 甜椒和辣椒	12. 猕猴桃
	13. 甜瓜
	14. 花椰菜
	15. 西蓝花

* 在美国，有少量的甜玉米、木瓜和西葫芦是使用转基因种子生产的。如果您不想购买转基因产品，可以选择有机品种。

　　在超市里，有机农产品和非有机农产品通常有明确的标示。此外，您还可以去农贸市场或本地农场购买优质食材。您可以通过询问农场主下列问题来确定其生产的农产品是否适合购买。

- 农场的产品是否经过有机认证，或者是否获得过其他认证。如果有相关认证，则表明其耕作或养殖方式是安全的。
- 农作物是否是由转基因种子生产的，或者其种子是否为原生种，是否经过有机认证。

您还可以要求参观农场。如果看到农场有张开的网，则是一个好现象，因为它用网拦截害虫，而不是喷洒农药。

其他优质食材选购建议

- 阅读产品标签。标签中会标明很多食物成分的含量。对于没有标签的食物，如新鲜蔬菜、水果和肉类，应给予特别关注。请选择有机罐装食品，因为其中除了食物，还有大量的水和盐。

- 食品添加剂和防腐剂会引起一系列健康问题，包括行为障碍、头痛、思维混乱、胃肠问题等。应尽量避免食用含下列添加剂的食物：人工甜味剂、丁基羟基茴香醚 / 二丁基羟基甲苯、卡拉胶、酪蛋白（以及所有带"酪蛋白"字样的物质）、食用色素、乳糖（以及所有带"乳糖"字样的物质）、谷氨酸钠、苯甲酸钠、大豆蛋白或凝集素、糖醇、增稠剂。

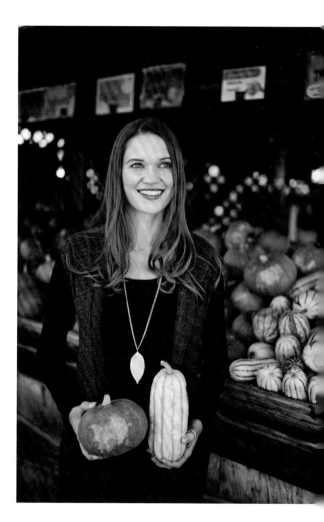

适合桥本甲状腺炎患者的食材

当准备过渡到新的饮食模式时，您可能想知道，该如何使用适合桥本甲状腺炎患者的食材来替代传统食材呢？下面的表格可供您参考。

为需要避免的传统食材选择替代品

食材类型	需要避免的传统食材	AIP 饮食、原始饮食和基础排除饮食允许使用的替代食材
食用油	菜籽油、玉米油、花生油、其他种子和坚果油	AIP 饮食：冷榨油、椰子油、鳄梨油、橄榄油、草饲动物油脂 原始饮食：酥油、AIP 饮食允许使用的全部油脂 基础排除饮食：AIP 饮食和原始饮食允许使用的全部油脂
含麸质产品	天然谷物面粉、粗麦粉、面包屑、未标明"无麸质"的燕麦片	AIP 饮食：木薯粉、木薯淀粉、葛根粉和椰子粉；蔬菜丝（密生西葫芦、甘薯、冬南瓜）；意面南瓜 原始饮食：杏仁粉、AIP 饮食允许使用的面粉 基础排除饮食：鹰嘴豆粉、藜麦粉、大米、无麸质意大利面食、无麸质面包屑、无麸质燕麦片、AIP 饮食和原始饮食允许使用的无麸质产品
乳制品	牛奶、羊奶和骆驼奶产品（虽然有些患者对骆驼奶耐受）；食品中的隐含成分，如酪蛋白、乳清、乳糖、乳酸（请在营养成分表中仔细寻找是否含有这些成分及类似名称）	AIP 饮食：椰奶、椰子酸奶、椰子冰激凌、香蕉/水果冰激凌、椰子果酱、水解牛肉蛋白粉、营养酵母粉 *、椰子油、烘焙用植物起酥油（由棕榈油制成）、烧烤用鸭油（黄油替代品） 原始饮食：坚果奶、杏仁酸奶、杏仁冰激凌、豌豆蛋白粉、蛋清蛋白 *、腰果奶油乳酪、AIP 饮食允许使用的无乳制品产品 基础排除饮食：纯素乳酪、骆驼奶 *、AIP 饮食和原始饮食允许使用的无乳制品产品

食材类型	需要避免的传统食材	AIP 饮食、原始饮食和基础排除饮食允许使用的替代食材
甜味剂	糖类（蔗糖、葡萄糖、玉米糖浆、果糖、红糖、粗糖、黑红糖、龙舌兰花蜜）；人工甜味剂（阿斯巴甜、三氯蔗糖、糖精、安赛蜜）	AIP 饮食：蜂蜜、枫糖浆、糖蜜、果汁（鲜榨）、枣 原始饮食：椰子糖、甜菊糖、罗汉果、椰子方糖、木糖醇、海藻糖、AIP 饮食允许使用的甜味剂 基础排除饮食：AIP 饮食和原始饮食允许使用的全部甜味剂
增稠剂	玉米淀粉、土豆淀粉、植物胶	AIP 饮食：葛根淀粉、木薯粉、明胶 原始饮食：奇亚籽、AIP 饮食允许使用的增稠剂 基础排除饮食：AIP 饮食和原始饮食允许使用的全部增稠剂
鸡蛋	全蛋、蛋清蛋白、蛋粉	AIP 饮食：水解牛肉蛋白粉（非增稠用）、明胶、苹果醋、苹果酱（烘焙用） 原始饮食：亚麻子、奇亚籽和豌豆蛋白粉、AIP 饮食允许使用的鸡蛋替代品（见上文） 基础排除饮食：AIP 饮食和原始饮食允许使用的全部鸡蛋替代品（见上文）

* 很有可能导致食物敏感的食物。

哪里可以买到优质食材

如果您患有桥本甲状腺炎，那么您应该重视这个问题，因为您肯定不想整天为去哪里购买健康食材而发愁。

当地的健康食品店、农贸市场和农场：我决定搬到科罗拉多州博尔德的原因之一，就是那里有不少健康食品店、农贸市场和出售高质量食材的农场。从我家开车出发，可以在15分钟内到农场购买有机鸭蛋，到健康食品店购买无麸质零食，到农贸市场购买应季水果。如果您没去过这些地方，我强烈建议您养成经常转转的习惯。

在线资源：幸运的是，我们生活的时代允许我们在线购买并将物品配送到我们所在的任何地方。

如何节省开支

作为对个人健康的投资，虽然健康食品比加工食品要贵很多，但这项支出是值得的。当然，我们也可以花很少的钱来实现健康饮食。以下是一些节省开支的小窍门：

- 批量购买罐装椰奶。我喜欢在打折时一次买一打，因为很多食谱都会用到它，而且椰奶的保质期很长。
- 购买便宜的有机肉类，如鸡腿肉、侧腹横肌牛排和内脏。只是这些肉一般比较硬，需要慢炖。
- 留意冷冻有机蔬菜和水果的销售情况。当它们运到市场后，您可以买回来囤在冰箱里供以后食用。而且，冷冻蔬菜和水果一般是在黄金期采摘的。

保持饮食新鲜感的秘诀

除了对食材精挑细选外，加工过程也很重要，甚至更加重要。本书中的每个食谱都附有详细的制作指南。除了具体方法，我还会向您提供一些适用于食物准备和保持饮食多样化的策略。我认为这些策略对刚开始实施饮食调整的人是有帮助的。

如您所知，本书介绍的食谱是为了帮助桥本甲状腺炎患者恢复健康而设计的。由于需要排除致敏食物，所以多数加工食品都未包含在这些食谱中。受旧

推荐的零食

有时候您需要吃些零食来填饱肚子，以下是一些关于零食的推荐。

基础排除饮食：鹰嘴豆泥、辣椒碎肉饭以及下列原始饮食和 AIP 饮食中允许使用的所有零食。

原始饮食：杏仁枣馅能量棒、红椒火鸡蘸酱、坚果（含种子）、全熟鸡蛋、无麸质肉条、其他无麸质能量棒以及 AIP 饮食中允许使用的所有零食。

AIP 饮食：芫荽酸橙鳄梨配芹菜、椰子酸奶、牛肉干、柠檬香蕉奶油冰棍、奶昔／冰沙、沙丁鱼、果丹皮、水果、蔬菜。

饮食习惯的影响，您在实施推荐饮食时可能会渴望摄入那些被排除的食物，甚至觉得新的食谱有些不合您的口味。有些食物初尝起来味道比较淡，但这种感觉不会持续太久。

如果您之前吃过很多加工食品，尤其是快餐，您的味蕾很可能已经适应了那些食物的味道。经常吃加工食品和快餐会让您的口味在不知不觉中变重。当您开始食用健康食品后，经过一段时间的适应，您的味蕾会建立起对健康食物的渴望。

我发现，有些策略能够让我和我的患者更容易坚持营养丰富、有益健康的饮食。其中一个有效策略是，使用各种调味香料和尝试各种烹饪方法使食物呈现不同的口感和味道。

给生活加点"料"

调味料不但能改变食物的口味，还具有药用价值。

以下是我最喜欢的几种调味料及其功效。

- 南瓜派香料：有助于稳定血糖，促进组织再生。
- 海盐：可促进肾上腺素分泌，而且含有对人体有益的矿物质。

- 罗勒：具有助消化和稳定血糖的作用。
- 牛至：具有抗真菌和抗病毒的作用。
- 姜黄：具有解毒和抗炎的作用。
- 大蒜粉：具有抗炎作用。
- 小豆蔻：具有抗菌作用，尤其是口腔细菌。
- 生姜：可以抗氧化和抗炎，还有助于缓解恶心。
- 芫荽：可以促进肝脏排毒，是重金属螯合剂。

自身免疫性疾病患者不适用的调味料

有些香料是不允许在 AIP 饮食方案中使用的，例如豆蔻、孜然和辣椒粉。

尽管 AIP 饮食并不排斥使用黑胡椒、多香果和小豆蔻，但仍有患者可能对其敏感。所以，在使用这些香料时应谨慎。

是时候重新审视盐的问题了

摄入细盐与自身免疫性疾病有关，而碘盐中的碘是造成桥本甲状腺炎蔓延的部分原因。研究发现，强化碘摄入会导致桥本甲状腺炎的发病率增加。那么，桥本甲状腺炎患者应该避免食用盐吗？答案是否定的，但您必须确保自己用对了种类。

桥本甲状腺炎患者应避免食用细盐（包括加碘盐），含天然矿物质的海盐是个不错选择。您可以多摄入一些海盐来满足您对盐的渴望（桥本甲状腺炎患者潜在的肾上腺功能障碍会导致亚临床电解质失衡，从而使患者渴望摄入盐）。如果您还在食用细盐，我建议您把它扔掉，换成海盐。

如果您在起床后经常感到头晕目眩，可以考虑每天喝一杯含一茶匙海盐的温水，看看是否有帮助。

适量的盐对人体并无坏处，相反，它有助于平衡电解质，但您必须选对盐才行。

香料配方

1汤匙姜黄粉

1茶匙姜粉

1茶匙洋葱粉

1/2茶匙大蒜粉

1/4茶匙干莳萝（无籽）

1/8茶匙肉桂粉

1/8茶匙丁香粉

普通咖喱粉含有大量不适用于 AIP 饮食的成分，如芫荽籽、孜然、辣椒和豆蔻。您可能纳闷我为什么在咖喱粉配方中加入莳萝，因为莳萝能令咖喱的味道更浓郁，又不会喧宾夺主。

AIP 南瓜派香料

3汤匙肉桂粉

2茶匙肉豆蔻核仁粉

1茶匙姜粉

1/4茶匙丁香粉

实施 AIP 饮食的患者不适合食用肉豆蔻核仁和多香果。在做自身免疫性原始南瓜派香料时，只需用肉豆蔻皮代替这两种香料即可，因为肉豆蔻皮的味道与传统南瓜派香料相似。

AIP 普罗旺斯香草

1汤匙马郁兰

1茶匙罗勒

1茶匙香薄荷

1茶匙迷迭香

1茶匙薰衣草

1茶匙牛至

1/2茶匙百里香

您也许能在市场上买到不含茴香的普罗旺斯香草。但如果买不到，可以试试这种干香草混合物。

变换烹饪方法

如果您能耐受的食材有限，可以通过变换烹饪方法来改变食物的口味。接下来，我以不起眼的胡萝卜为例来进行说明。

以下是胡萝卜的9种做法。

1. 烤胡萝卜：胡萝卜淋上橄榄油，然后用176℃的温度烤30分钟。

2. 蒸胡萝卜：将胡萝卜切成1cm见方的块，上锅蒸10分钟或蒸至松软。

3. 苹果胡萝卜沙拉。

4. 胡萝卜汁。

5. 胡萝卜汤：胡萝卜生姜梨汤。

6. 胡萝卜泥：防风草胡萝卜泥。

7. 胡萝卜面条：用螺旋切丝机将胡萝卜做成细面条。可以将胡萝卜面条当作肉丸的配菜食用，如柑橘味野牛肉丸和肉丸南瓜意面。

8. 生胡萝卜：将胡萝卜切成1cm宽的长条，然后蘸酱吃。

9. 炖胡萝卜：将胡萝卜切成2cm见方的块，下入慢炖锅炖6～8小时。

怎么样，同一种食材是可以做出质地甚至口味都不相同的食物的。胡萝卜烤焦后甜味会大增；生胡萝卜的营养密度高，而且有嚼劲；汤里的胡萝卜泥吃起来润滑、适口；碎胡萝卜加一点苹果能让人回味起夏季野餐的乐趣……我建议您尽可能多地尝试各种烹饪方法。

节约时间

吃天然食物面临的挑战之一是许多食物需要从头开始制作。当您生活忙碌、疲惫不堪、思维混乱又不得不应付各种饮食变化时，花大量时间做饭确实不太现实。我在制作食谱时已经考虑到了这一点。书中的大部分食谱都是为制作工作日简餐而设计的（也有些是周末食谱，供增添乐趣）。您会注意到，我在食谱中尽量避免了耗时的做饭技巧，如将蔬菜切片、切块、削皮或切丁。相反，我鼓励使用整根或整颗的未去皮蔬菜，这样不仅能节省时间，还能保留更多营养。在时间不充裕时，也可以使用冷冻、慢炖和批量制作等方法。我经常一次性做一周的量，以确保我无论多忙都能持续为身体提供营养。

食物的批量制作技巧

当我第一次出于治病的目的试着为自己做饭时，根本没有料到满足自己的营养需求竟然需要付出如此大的努力。这种不知所措的感觉随着我在备餐和烹饪方面的进步而逐渐减轻，特别是当我学会批量制作技巧后，它已经成为一种能改变我生活的习惯。从那以后，我一直鼓励患者将批量制作食物作为一种备餐策略。所有采用该策略的人都认为这的确是个好办法。

尽量将一周之内要吃的食物都准备好，同时尽量降低食物制作的复杂程度。大部分人其实已经学会了这一技巧，我们经常多做出一顿饭的量，然后吃剩饭或者冷冻起来备用。只要稍微再用一些技巧，您就可以在相对较短的时间内做出一周要吃的食物了。

即使厨房面积很小，您仍然可以批量制作食物。我以前租住的公寓厨房面积只能容下一台四眼灶、一个中等尺寸烤箱和一个面积不大的操作台，但我仍然找到了一种适合小厨房的食物批量制作技巧。而且当时我没有那么多厨房工具可用，只有一台搅拌机、一个慢炖锅和两个烤盘（一大一小）。

首先，您要在某一天抽出部分时间来做饭。我喜欢在周日下午专门完成这项任务。

以下是批量制作食物的一个示例。

1. 先观察厨房灶台和工具配置情况，然后制订一个方案，选择可以让您最大限度利用厨房空间和时间的食谱。例如，操作台可以切蔬菜，搅拌机可以制作奶昔／冰沙或汤，炉子可以炒菜，烤箱可以制作烘烤食物，慢炖锅可以煮汤，等等。

2. 挑选5～10个备餐和制作工序可占满整个烹饪区的食谱。食材准备停当后，在开始做饭之前将烹饪区清理干净。我还会准备一个计时器来记录制作每种食物花费的时间。

3. 根据食谱做好时间规划。哪个食谱耗时最长？哪个食谱的准备工作最烦琐？如何利用烘烤食物的空当做其他事情？

4. 找出重复使用的食材，列出购物清单，并购买食材。您可以一次将一周的奶昔／冰沙和沙拉所需的所有新鲜食材备足。计算出各种食材对应的数量，并将总量写在一张纸上。例如，一个食谱要求使用两杯碎胡萝卜，而另一个食谱要求使用半杯，那么您需要购买的胡萝卜总量应为两杯半。这样做是为了避免对同一种食材做重复统计，从而提高效率。

5. 先准备蔬菜，接着是肉类，最后是干或湿的调味料。

6. 接着到了烹饪环节。我一般先从烘焙食谱开始，因为烘焙需要的时间最长（仅次于慢炖）。我会在烤盘上尽可能多地放食材，因为这样可以节省时间，而且我喜欢食物混在一起的味道。将烘焙食物放入烤箱后，我会开始做慢炖食物，最后是各种需要蒸、煮和炒的食物。

7. 使用定时器定好时间，这样您就知道什么时候该搅拌、什么时候该翻动、什么时候该出锅了。

8. 当所有食物上锅或进烤箱后，您就可以准备一周所需的瓶装沙拉和冰沙了。

简餐

食物批量制作好后，我会将其分成8～10份放在冰箱中冷藏，以备忙碌时食用。

适合批量制作和冷藏的食物包括以下几种。

- 汤类。如罗宋汤、鸡汤、波兰豌豆汤、奶油西蓝花浓汤和胡萝卜生姜梨汤。
- 椰味无花果能量球。
- 古巴碎牛肉。
- 桥本营养大杂烩。
- 墨西哥小肉。
- 唐杜里炖鸡。

您可以将需要冷冻的食品装在梅森瓶中或不含双酚A的塑料冷冻袋里冷冻，然后在需要时放在炉子上加热后食用。烤根菜和防风草胡萝卜泥之类的配菜可以放在玻璃烤盘中冷冻，以便在解冻后直接放进烤箱里加热。

此外，我还喜欢使用慢炖锅。我一般将全部食材放进慢炖锅一次做好，然后冷冻起来。忙了一天之后，只需要将这些食物解冻，然后在第二天早上离家之前放进慢炖锅里即可。

以下是一些非常适合在忙碌时使用的慢炖食谱：

- 波兰炖肉
- 骨头汤
- 唐杜里炖鸡
- 辣椒碎肉饭
- 古巴碎牛肉
- 樱桃手撕猪肉
- 冬季炖牛尾

由于家庭成员不断增加，所以我在制作食谱时必须考虑满足所有人的需求，包括孩子。

适合批量制作食物的厨房工具

以下是可以帮助您在几小时内做出十几种食物的厨房工具。

慢炖锅：将波兰炖肉或骨头汤所需的所有食材放入慢炖锅，打开电源，调至低档即可。

烤箱：将烤箱预热至176℃，将烤根菜、墨西哥小肉和枫糖肉糕所需的全部食材放入烤盘。记下每种食物的烘烤时间。

灶锅（一口蒸锅、一口汤锅和两口平底锅）：使用蒸锅蒸蔬菜，使用汤锅做奶油西蓝花浓汤，使用平底锅做桥本营养大杂烩。

厨房操作台和梅森瓶：使用操作台和梅森瓶一次做出5天所需的瓶装沙拉和冰沙/奶昔（如香橙奶昔、疾病根源原味奶昔、桥本莫吉托奶昔或疾病根源健康重塑奶昔）。

大功率搅拌机：只需几分钟即可做好冰沙/奶昔、汤和蔬菜/水果泥。我喜欢使用大功率搅拌机制作排毒女神调味料。

发动您身边的人

在全面过渡到高营养饮食后，我惊喜地发现这些食物竟然如此美味。于是，我开始在与朋友、同事和家人聚餐时偷偷地做这些食物供他们品尝。我并没有大肆宣传我的食谱和饮食理论，但人们很快就注意到我的气色好多了。这时他们才意识到健康食品并不像他们之前想象的那么可怕。于是，不断有人向我咨询食谱和饮食建议。现在，很多朋友和我的家人，甚至我家的狗狗布默，都在吃营养丰富又不含致炎成分的饮食。他们创造了一个又一个健康奇迹。

以下是一些成功案例。

在采用我的饮食和功能医学方案后，我的漂亮妈妈甲状腺上的3个结节消失了，哮喘症状也有了明显改善，甚至能在医生的监督下停药了。

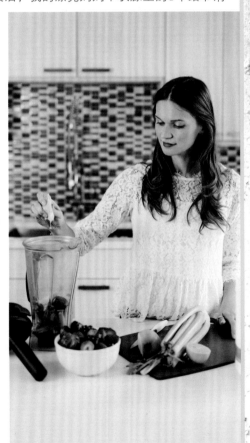

我的丈夫迈克尔是个职业运动员，身体一直很棒。通过营养支持、应用功能医学方案、食物敏感性检测、冥想和日常锻炼，他不但如愿减轻了体重，增加了肌肉量，曾经困扰他的焦虑问题也消失了。

我家的10岁博美犬布默。它之前吃的是无麸质狗粮，现在换成了自制的高营养饮食，这种饮食不会引起炎症或其他食物反应。如今，布默的精力非常旺盛，毛色也更亮了；它减掉了赘肉，而且不必每两小时就上一次厕所了。每周，我们都会用高压锅和食品加工机为它准备炖羔羊肉和蔬菜大餐。

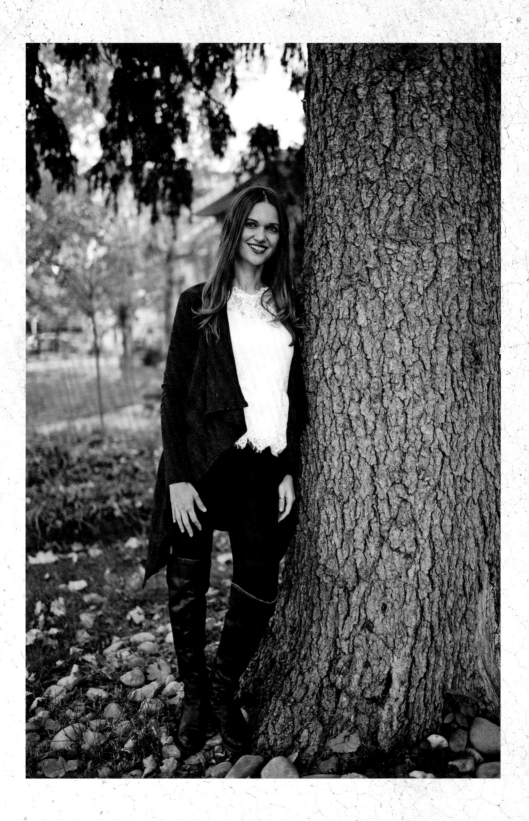

我的个人饮食

不断有读者问我诸如你每天都吃些什么或如何保持均衡饮食之类的问题。

自从被确诊患有桥本甲状腺炎，我的饮食变化很大。确诊前，小麦、乳制品、糖和加工食品是我的主食。我讨厌沙拉，不吃红肉，甚至畏之如瘟疫。那时的我还在忍受血糖波动、关节痛、情绪波动、恐慌发作和数不清的其他症状的折磨。

起初，各种检查结果让我一筹莫展。在尝试无麸质饮食之前，我做了一年多的研究。不幸的是，我的病情在那段时间恶化了，而且出现了许多新的症状。

2011年1月，我下定决心尽一切努力拯救自己。我是在做完食物敏感性检测后才开始改变饮食习惯的。这是因为，作为一个对一切持怀疑态度的科学家，我要看到食物是罪魁祸首的书面证据。

在停止食用含麸质食物、乳制品和其他致敏食物短短3天后，我的感觉就好了不少。接下来的故事大家都知道了。通过优化激素水平、营养供应和消化功能，以及消除应激反应、强化排毒、消除感染，我恢复了健康。

我现在仍坚持不吃含麸质食物和乳制品。乳制品会导致我的身体出现免疫球蛋白A（IgA）介导的反应，这是一种类似于乳糜泻的反应。我曾经因麸质和乳制品暴露而产生可怕的反应，但最近的意外接触表明，我只会出现极其轻微的症状，如手臂刺痛和肿胀。由于会导致痤疮和情绪波动，曾经有一段时间，我还将坚果排除在外。

在过去几年，我的饮食习惯已经完全改变，而且学会了根据直觉吃东西。此外，我的饮食随着季节、居住地和工作内容的变化而变化。

当我在为按期完成《桥本甲状腺炎90天治疗方案》和纪录片《解密甲状腺》（Thyroid Secret）而紧锣密鼓地工作时，我的身体需要我摄入大量的脂肪，于是鸭肉沙拉成了我那时的食谱之一。

在完成《桥本甲状腺炎90天治疗方案》的写作和纪录片拍摄完成之后，我的紧张生活也告一段落，我开始参加户外活动。于是，多吃蔬菜和水果、少吃油腻食物成了我的饮食原则。那时我大量饮用蔬果汁，也吃了不少沙拉和沙司，如芒果沙司和希腊沙拉。我还在冰沙／奶昔（如香橙奶昔）中加入了蔬果。

我怀孕时，正在写作本书。怀孕使我的饮食又一次发生了转变。那时我吃了很多可以促进甲基化的甜菜根（我喜爱的甜菜根食谱有天然番茄甜菜沙拉、罗宋汤和懒人甜菜汉堡肉）和可以促进铁质吸收的草饲肉泡菜（和许多孕妇一样，我也缺铁；或者用我丈夫的话说，我"缺肉饼"）。由于怀孕，我的甜食摄入量大增。所以，读者们能够吃上柠檬香蕉奶油冰棍和 AIP 饮食非常莓果派完全是我儿子的功劳。

自从我开始吃高营养食物并远离致炎食物，神奇的事情发生了。我发现身体会引导我去选择适合的食物。所以，当我们再次建立饮食平衡后，我们的饮食需求实际上是由身体对食物的渴望决定的。

早上，我喜欢用疾病根源原味奶昔来开始新的一天。而且我一般会根据当天的感觉添加配料。我为自己研发了一种自身免疫复古蛋白粉，这是我每天的主食。生完孩子后，我发现自己更爱吃冰沙／奶昔了。

午餐我会选择汤、沙拉、拌饭或汉堡，具体取决于天气和我的感觉。我一般在周一和周四将这些食物批量做好，所以我不必每天都忙于做饭。我最爱吃的午餐有枫糖肉糕、奶油炖鸡、墨西哥卷饼沙拉和石锅拌饭。

晚餐是家人欢聚的时刻，我喜欢将沙拉（如熏肉蔬菜沙拉）当作优质肉菜的配菜吃。而用莓果和种子做的椰子酸奶、牛肉干、芫荽酸橙鳄梨配芹菜或奶昔／冰沙则是我的零食。

周末我一般会使用培根和鸡蛋做华夫饼或大蕉可丽饼，再用鳄梨做配菜；用水果和种子做椰子酸奶；或者做发酵蔬菜。

我爱烹饪，但由于新书交稿日期临近，还要照顾孩子，所以我只能向丈夫、母亲或其他好心人求助，或从当地卫生条件好的餐厅订购无麸质／乳制品食物，或者要求能提供原始饮食的餐饮企业送货上门。我还会在冰箱内保存 8～10 份易于后期处理或慢炖的冷冻食品，以备不时之需。

瓶装沙拉和冰沙 / 奶昔

梅森瓶是批量制作食物的好帮手。我用这些瓶子制作可供一周食用的简易沙拉和冰沙 / 奶昔。

制作沙拉：准备5个容量为1L 的广口梅森瓶，对应5个工作日。首先，把调味料放在瓶子底部（我最拿手的调味料是百吃不厌调味料）。然后，将所有蔬菜和水果准备好。将切好的黄瓜、甜椒和小胡萝卜等较硬的蔬菜放在最下面，然后放入较软的蔬菜和水果，如甘蓝、圣女果或蓝莓。接着是坚果（包括种子）、绿色蔬菜、椰子屑或鲜香草。最后，密封冷藏。您可以在每天早上拿一瓶出来，就着蛋白质类食物（如碎鸡肉或熟鸡蛋）或脂肪类食物（如鳄梨）食用。您还可以将瓶子带到单位，以备午餐时食用。

制作冰沙 / 奶昔：准备5个容量为1L 的广口梅森瓶，放入事先切好的蔬菜，然后存放在冰箱中。您可以在每天早上拿出一瓶，把蔬菜倒进搅拌机中，并加入椰奶、鳄梨和蛋白粉等食材，搅拌均匀，在出门开始新的一天前享用。

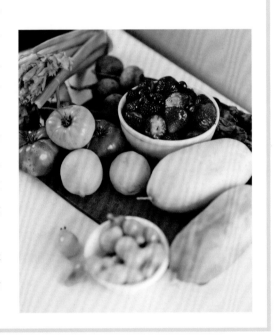

以下是我认为最适合一家人食用的食谱：

- 苹果胡萝卜沙拉
- 椰味烤香蕉
- 姜汁柠檬烤鸡腿
- 炖牛肉

- 西蓝花鸡肉乳蛋饼

- 烤胡萝卜条

- 粗制苹果酱

- 柑橘味野牛肉丸

- 柑橘三文鱼

- 奶油西蓝花浓汤

- 奶油炖鸡

- 葡萄干鸡肉沙拉

- 菠萝沙司烤鱼配菜豆

- 桥本营养大杂烩

- 墨西哥小肉

- 柠檬香蕉奶油冰棍

- 枫糖肉糕

- 原始香蕉杏仁松饼

- 牧羊人派

- 糖醋鸡块配西蓝花沙拉

- 热带风味烤鸡肉串

如何对待不支持自己的人

许多桥本甲状腺炎患者发现，平时遇到的人并不会像他们希望的那样支持他们。桥本甲状腺炎看不见摸不着，所以人们无法透过我们看似正常的外表理解我们内心的感受。而且，桥本甲状腺炎症状轻重不一，有些患者仍然欢蹦乱跳，但另一些却病势沉重。此外，传统医学现在仍然不支持使用营养素或其他手段治疗桥本甲状腺炎。这都可能导致朋友或家人忽视我们的症状，认为我们患了疑病症，或者不赞成我们通过改善生活方式来恢复健康的做法。

还有一个因素需要考虑。虽然听起来很奇怪，但我们的遭遇很多时候是自己造成的，关键在于是否能坚持自己的需求。我们与亲友的关系在大多数情况下都是可以改善的，只要我们提出恰当的要求，他们是愿意提供支持的。

最初，我丈夫也不理解我为什么要完全戒除含麸质食物和乳制品。他一向支持我健康饮食，但他坚持适度的原则，认为新饮食方式会影响我的健康。他没有医学背景，也不明白即便是一丁点儿麸质也会导致体质敏感的人生病。当我在餐厅拒绝吃可能受麸质/乳制品污染的食物时，他甚至认为我小题大做。

一开始，我也为没有身穿闪亮盔甲的骑士来救我而感到难过，但我最终还是冷静了下来。我告诉丈夫："吃含麸质食物和乳制品会让我的甲状腺指标升高，而且会因此导致反酸和胃痉挛。即使是少量的麸质和乳制品，也会引起严重的反应。所以，和其他所有人一样，我也应该吃那些让我感觉良好的食物。你的支持对我而言意义重大。"

通过这次谈话，他明白了食物可以影响健康的道理，于是转而支持我的做法。当年晚些时候，他甚至愿意和我一起尝试为期30天的原始饮食方案。通过改变饮食，他的健康也得到了改善。现在，原始饮食已经成为我们共同的饮食。

我希望您委婉地提醒身边的人多支持您。但您需要明白，有些人非但没有同情心，反而会恶意对待您。对于这种人，您只能选择放弃，因为恶人要么风言风语，要么暗中为难，要么故意伤害，总之，一定要将自己的欢乐和自信置于他人的痛苦之上。

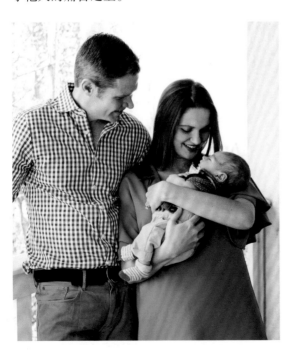

我关注的一个桥本甲状腺炎互助小组中有一位女士，她分享过一位"朋友"邀请她吃午餐的故事。这位"朋友"向她保证食物中不含麸质、乳制品和大豆。但她吃完后不久就出现了明显的症状。后来，"朋友"承认当时自己是在试探她，看看她是否在假装生病。做午餐时，这位"朋友"故意在食物中添加了她承诺不会添加的物质。这样的朋友，比敌人还歹毒。

我建议您向支持您的人寻求帮助，而不是那些只会拖后腿的。您不必害怕因此伤了与那些不支持自己的人的情分。在这个世上，好人仍比坏人多，因此，放弃恶人反而会结识更多的好人。

去除让您"上火"的致炎食物能显著改善您的身心健康；同理，避免接触只会"火上浇油"的人有时甚至比避免致炎食物见效更快。

外出就餐建议

外出就餐时对食物挑三拣四的确会令人不悦，尤其是当我们不愿意吸引太多注意力或不希望引起冲突的情况下。我曾与乳糜泻患者交流过，她们大多不敢在外出就餐时表达自己的意见。所以，与亲友在外共进晚餐后，她们常常会病上好几周。我的一些读者和患者也称，用"我不能吃……"之类的话与服务员交谈令她们感觉很糟糕。

您可能因此而自我否定，认为自己是"麻烦制造者"。虽然说女人"娇气"是个消极评价，但当我们用"娇气"形容一辆汽车，则意味着它价值更高，理应得到更多关注和照顾。

所以，您也应该得到适当的关注和照顾，您的需求一样应该得到满足。

以下是外出就餐和享受社交生活时让自己保持计划不变的小建议。

1. 与其去餐厅询问它们是否提供无麸质饮食、是否接待有食物敏感的人，不如上网查阅该餐厅的菜单。我的一些患者还使用"无麸质饮食搜寻器"之类的手机应用程序来寻找可提供无麸质饮食的餐厅。

2. 和朋友一起就餐时，应该大方地推荐愿意接待食物敏感顾客的餐厅。

3. 为了确保有好的饮食体验，大多数餐厅的厨师和服务员都愿意为顾客提供帮助。我通常会这样开头："嘿，请问能帮我个忙吗？我正在遵循一种新的饮食，不能吃 X、Y 和 Z 等，所以我想知道菜单上有哪些是我能吃的。"大多数服务员都非常乐意帮助顾客找到合适的食物，或者向厨师交代清楚。

我经常能够吃到厨师特意为我做的有创意的饭菜，因为他们很享受为顾客制作特殊美食的过程。桥本甲状腺炎的患病历程确实是一段让人感到畏惧和焦虑的经历，但只要多一点点耐心、善意和感激之情，您反而会因祸得福，成为受人照顾的对象。当然，我很乐意为自己受到特殊照顾而多付小费。外出就餐时，朋友们经常发现我的食物比他们的好吃。我很高兴自己能吃到真正有营养的特供食物，而不是像别人一样遇事迁就、事后后悔。

4. 您也可以点通常认为"安全"的食物。柯布沙拉（由绿叶蔬菜、番茄、培根、烤鸡肉、煮鸡蛋、洋葱、鳄梨和奶酪制成）和希腊沙拉（由烤鸡肉、橄榄、绿叶蔬菜、番茄、青椒、洋葱、黄瓜和羊乳酪制成）都是不错的选择。如果沙拉中含烤鸡肉，应嘱咐餐厅不得添加乳酪和调味料（因为不少沙拉调味料含大豆成分和高果糖玉米糖浆），可代之以橄榄油和柠檬汁。

其他的必点餐包括烤肉配蒸 / 烤蔬菜（可要求去掉谷物或芝士土豆，加倍放蔬菜）。如果您担心其他食物受到面包类食物的污染，可以特别提醒服务员，并询问是否有办法防止麸质暴露。

5. 外出就餐时请随身携带麸质 / 乳制品消化酶。虽然不能消除食物反应，但如果您不慎接触麸质或乳制品，消化酶可以将其影响降到最低。

6. 如果实在放心不下，可以在出门前将食物打包好或在家先吃饱。如果您去看棒球赛，因为那里只供应啤酒和热狗，所以去之前请自备食物或吃饱再去。

顺利过渡到清洁饮食的小建议

您即将踏上一段看似可怕的旅程，但我可以向您保证，和其他许多人一样，您也能取得成功。而且您现在所做的一切都是值得的，是对健康的投资。

- 养成写健康日记的习惯，以便更好地记录食物及其引起的症状，帮助您确定哪些食物对您有益、哪些食物对您有害。
- 饮食以简单为宜。我的许多食谱，如胡萝卜生姜梨汤和三文鱼鳄梨芒果沙拉，都很简单，但营养丰富。
- 为了避免由于太忙没时间做饭而导致没饭吃，可以将饭提前批量做好，然后冷冻起来。
- 批量做饭是保证饮食计划顺利实施的好方法。我在前面详细阐述了一次批量做出一周所需食物的原因。每周在某一天留出几小时的时间做饭，您的生活会从此大不同。

- 如果您发现突然采用新的饮食有困难，可以采用渐进过渡法。每周选择一种食物，然后根据上文的指导逐步改变饮食习惯。意大利面就是一个例子。您不必一开始就用我推荐的番茄酱配无麸质意大利面吃，相反，您可以先用原来的酱，只将面条替换为无麸质面条或蔬菜面条来增加蔬菜的摄入量。

- 先确定一种饮食方案，如原始饮食，然后根据方案烹饪食物。如果全部实施起来有困难，您可以先将早餐替换为疾病根源原味奶昔。在养成每天做冰沙 / 奶昔的习惯之后，再将食谱中的晚餐加入进来，并将晚餐剩下的食物留作第二天的午餐食用。

- 一天只完成一件事，顺便庆祝这小小的胜利。如果您偶尔"嘴馋"或者没能完成目标，也不要自责，花点时间反省即可。

以上技巧只是我的个人建议。如果您已经找到了适合自己的策略，我希望书中的建议能够锦上添花。如果您在烹饪（尤其是做康复饮食）方面是个门外汉，我希望这些建议可以帮您建立信心。

第五章

常见问题解答

问题1　哪些策略可以避免隐藏的麸质？

任何包装食品、预制食品和／或其他加工食品都可能含有麸质。如果食品包装上未注明"无麸质"，那么您应该将其当作含麸质食品对待。多数小麦及其制品，如粗面粉、全麦粉、二粒小麦、硬质小麦、谷粉和斯佩尔特小麦，都含有麸质。麸质的潜在来源包括酱汁、肉汁、玉米饼、啤酒、汤、沙拉酱和腌料、麦芽醋、某些薯片和糖果、肉制品、油炸食品、散装食品、亚洲米纸和一些冷冻食品。用于给蔬菜和水果增加光泽的蜡中也可能含有麸质。而且，烤面包机、切菜板和盛放器皿上也可能有麸质残留。

非处方药、处方药和营养素补充剂中也可能含有麸质。还要留心个人护理用品，如洗发水、护发素、沐浴露、口红或唇膏。此外，粉末橡胶手套和艺术用品，如雕塑土和颜料中也可能含有麸质。所以，请不要将这些东西与嘴接触。

问题2　如何重新添加之前排除的食物？

如果某种食物已经被排除超过了3周，而且您认为自己已经为测试对这种食物的敏感性做好了准备，可以考虑将其重新添加到饮食中。做食物敏感性试验时应每次只新增一种食物，并且观察至少4天，然后才能着手添加第二种食物。但含麸质食物、乳制品和大豆及其制品是例外，您可能要将它们永久排除在饮食之外。

问题3 改变饮食该从何处着手？

给自己一个拥抱。我是认真的！现在就抱紧自己，然后深吸一口气，告诉自己您能做到。接下来，清除冰箱和食品储藏室里的所有致敏食物。根据选定的食谱列一个购物清单，将所有食材买回来，然后做饭。如果您感到不知所措，我向您推荐我常用的方法之一——批量做饭。

制作骨头汤是个好的开端，因为它能为您开启美好的一天提供能量，同时可以与其他菜肴进行搭配。我建议您仔细阅读食谱，找出自己感兴趣的部分。您会发现，您其实可以做出很多简单、美味的食物，如慢炖鸡、摩洛哥炖羔羊肉和桥本营养大杂烩。

问题4 在实施推荐饮食时能继续吃自己喜欢的食物吗？

大多数传统安慰食品，如面包、通心粉、奶酪、饼干、肉汁和甜点，都含有可能引起症状或导致症状持续的致敏成分。我建议您把注意力放在对戒除这些食物获得美好新生的憧憬上，而不是纠结于不吃这些食物自己该怎么生活这样的问题。

在实施推荐饮食期间，如果您发现自己渴望吃安慰食品，可以试试下列食谱：奶油炖鸡、柠檬香蕉奶油冰棍、枫糖肉糕、热带风味烤鸡肉串和墨西哥卷饼沙拉。

问题5 出差时如何坚持康复饮食？

出差和外出旅行的确是一个挑战，尤其是当您的健康状况不容乐观、要求您必须采取特殊饮食的情况下。此时，您可以提前做好规划，保护自己的健康。

如果您需要坐飞机，我建议您申请预先安检，从而避免机场安检扫描仪发出的辐射。此外，做详细的饮食规划也能最大限度地保证您旅程中的健康。

- 如果航班提供餐食，请提前打电话给航空公司，要求其准备无麸质饮食。
- 查找您目的地的餐厅，确认其菜单上是否有无麸质饮食。
- 随身携带食物。我最喜欢吃的可打包食品有肉丸和烤蔬菜丁。
- 带一些适合自己的能量棒。
- 如果是到国外，请提前做好食物敏感卡，将您的食物敏感情况翻译成当地文字，打印在卡片上。就餐时，将卡片交给餐厅服务员，以便对方明白您的饮食需求。
- 携带麸质 / 乳制品消化酶，它能帮您减轻致敏食物引起的不良反应。

问题6　能不能放纵一下自己，在饮食中加入乳制品或含麸质食物，即使是一年一次？

我建议大多数桥本甲状腺炎患者终生不食用含麸质食物、乳制品和大豆制品。但只要您不存在肠漏问题，您就能耐受此前曾导致您生病的食物。我偶尔也会吃谷物，但这些谷物都不含麸质。我还会隔三差五地小酌一点葡萄酒、莫吉托酒或玛格丽塔酒。如果确定某些甜点不含麸质，我也会大快朵颐一番。我大多数时候都可以放心地享用这些美食，但如果是连续几天甚至几周地吃，我相信身体会发出反抗信号。您可以通过反复试验确定自己对各种食物的耐受性。此外，您还应努力保证睡眠充足，并尽量给自己减压。在睡眠不足、压力过大的情况下，我们的适应能力就会下降，此时身体便无法容忍偶尔的放纵。

问题7　想做单人餐，有没有什么简单的办法？

本书介绍的不少食谱都适合冷冻。换句话说，您可以将饭菜批量做好，把多余的部分冷冻起来，以备您没有时间或精力做饭时食用。

您也可以将食谱中的食物总量除以其份数，然后单独做出您需要的那份即可。而且有些食谱本身就是组合而成的。比如，某个食谱所用的原料是肉和酱汁，您可以将全部酱汁制作出来，但只做1人份的肉。剩下的酱汁可以冷藏或冷冻起来以备以后使用。

问题8 特别想吃甜食或咸食，该怎么办？

在饮食过渡期间，您可能会发现自己特别渴望吃甜食或咸食，这是正常的。通过饮食维持血糖稳定可以帮助您消除这种渴望，补充左旋谷氨酰胺也行。在采取上述措施后，如果您发现自己对甜食或咸食的渴望并没有消退，则需要做一些针对性的检测：如果您渴望甜食，可以做肠道酵母菌检测；如果您渴望咸食，可以做肾上腺功能检测。

问题9 哪种食物能够既满足对奶酪的渴望又能提供充足的钙质？

三文鱼罐头、沙丁鱼罐头、西蓝花和羽衣甘蓝都是钙质的良好来源，如果不排除豆类，您还可以吃黑豆和白豆。要想满足对奶酪的渴望，您可以试试我的腰果奶油芝士食谱。您还可以吃一些有营养的咸食（如橄榄）或有滋养功效的营养食品（如撒有海盐的鳄梨片）。

问题10 有组织胺高的过敏反应，该怎么办？

当过敏原进入人体时，细胞会释放一种名为"组织胺"的化学物质。如果您的肠道内壁健康，内壁细胞可产生一种名为"二胺氧化酶"的酶来分解组织胺。但如果您的肠道内壁受损，肠黏膜通透性增加，您的肠壁细胞可能无法产生足够的二胺氧化酶。此时组织胺便会积聚在体内，从而导致头痛、鼻塞、头晕、眼睛发痒／流泪、心悸和荨麻疹等。

组织胺不耐受并不是人体直接对组织胺发生反应，而是由食物表面或内部的细菌与组织胺受体发生反应。这就是组织胺不耐受患者可能对富含有益菌的食物（如发酵食品、饮料和腌肉）发生反应的原因。

由于肠漏往往是造成组织胺不耐受的根本原因，因此，我建议您首先尝试书中三种不同级别的康复饮食来修复肠道。肠道修复后，您的身体才能产生足够的二胺氧化酶来清除组织胺。如果您的症状持续得不到缓解，可以试试低组织胺饮食。

问题11　您最喜欢的早餐食谱是什么？

冰沙／奶昔是我在工作日爱吃的早餐食品，尤其是疾病根源原味奶昔，因为它不但能提供大量的能量，还有恰到好处的饱腹感。到了周末，我喜欢用草饲碎牛肉和蔬菜做早餐。

您还可以尝试下列早餐食谱：

- 桥本营养大杂烩
- 大蕉可丽饼配腰果奶油芝士和莓果
- 防风草口味三文鱼肉饼
- 三文鱼鳄梨芒果沙拉
- 辣椒肉馅鳄梨
- 双味格兰诺拉麦片配椰子酸奶和莓果
- 西蓝花鸡肉乳蛋饼
- 炖牛肉
- 火腿甘薯煎蛋饼

问题12　桥本甲状腺炎患者可以采用间歇性禁食法吗？

所有禁食方法都有清洁身体、促进康复的作用。然而，即便是间歇性禁食也会对肾上腺造成压力，所以我不建议在康复的早期禁食。在决定改变饮食方式之后急于禁食者（其中不少人有潜在的肾上腺问题）往往感觉更糟。

问题13　不喜欢椰子或椰子油的味道，有其他油可选吗？

椰子油的替代品包括鳄梨油、动物脂肪、棕榈起酥油、红棕榈油和橄榄油。如果您在烘焙时不希望使用椰子粉，也可以用葛根淀粉、木薯粉、甘薯粉或甘薯淀粉来代替。

问题14　感染了幽门螺杆菌，应该不吃哪些食物，多吃哪些食物？

幽门螺杆菌感染可引起肠漏，肠漏是桥本甲状腺炎和其他自身免疫性疾病的潜在诱因。幽门螺杆菌会造成胃酸缺乏，进而导致消化不良和营养不良。幽门螺杆菌感染的症状包括恶心、频繁打嗝、食欲不振和体重减轻。如欲根除幽门螺杆菌，您需要遵循特定的饮食方案（参见《桥本甲状腺炎90天治疗方案》）。卷心菜汁可以对抗幽门螺杆菌，您可以每天喝120mL，坚持28天。黑种草油也可以用于治疗幽门螺杆菌感染。

问题15 桥本甲状腺炎患者可以采用生酮饮食吗？

生酮饮食的目的是让身体进入酮症状态，使其利用源自脂肪的酮类（而不是源自碳水化合物的糖分）作为燃料。酮症对某些桥本甲状腺炎患者有益，如存在慢性疼痛和脑雾的人。

但有些患者称，生酮饮食让他们感到更加疲惫。需要注意的是，造成人能量水平低下的原因不一定是碳水化合物摄入量少，也可能是胃酸不足。胃酸不足会导致蛋白质消化不良，进而造成能量水平低下。在确定低碳水化合物饮食是否适合您之前，建议先服用甜菜碱和胃蛋白酶。

本书也提供了一些生酮饮食，包括：

- 巧克力鳄梨布丁
- 骨头汤
- 牛肉干
- 西蓝花鸡肉乳蛋饼
- 鸡肉汉堡小饼和甘蓝条
- 熏肉蔬菜沙拉
- 芫荽酸橙鳄梨配芹菜
- 百吃不厌调味料
- 意式肉饼
- 墨西哥乳蛋饼

问题16 大豆敏感的症状是什么？

大豆敏感的症状有焦虑、心悸、肠道问题和／或抗甲状腺抗体水平升高等。

第二部分

桥本甲状腺炎
饮食方案

膳食方案

基础排除饮食第一周膳食方案

食谱名称	饮食类型	蛋白质（g）	脂肪（g）	碳水化合物（g）	餐别
第一天					
疾病根源原味奶昔	AIP饮食	12.79	26.38	15.98	早餐
鸡肉汉堡小饼和甘蓝条	AIP饮食	22.65	13.21	5.93	午餐
牛肉炒饭	基础排除饮食	19.46	28.08	18.62	晚餐
芫荽酸橙鳄梨配芹菜	AIP饮食	1.66	10.38	7.81	零食
牛肉干	AIP饮食	20.86	12.64	3.78	零食
	总营养成分分析	77.42	90.69	52.12	
第二天					
疾病根源原味奶昔	AIP饮食	12.79	26.38	15.98	早餐
熏肉蔬菜沙拉	原始饮食	7.65	29.35	5.82	午餐
波兰鸡肉饼	原始饮食	32.83	40.93	10.43	晚餐
希腊沙拉	原始饮食	3.05	12.55	14.50	晚餐
樱桃明胶点心	AIP饮食	5.52	0.71	1.84	零食
	总营养成分分析	61.84	109.92	48.57	
第三天					
疾病根源原味奶昔	AIP饮食	12.79	26.38	15.98	早餐
奶油炖鸡	AIP饮食	27.02	53.93	24.31	午餐
石锅拌饭	基础排除饮食	17.01	11.95	25.84	晚餐
双味格兰诺拉麦片	原始饮食	5.22	13.04	22.03	零食
椰子酸奶	AIP饮食	3.23	23.26	8.65	零食
	总营养成分分析	65.27	128.56	96.81	

食谱名称	饮食类型	蛋白质（g）	脂肪（g）	碳水化合物（g）	餐别
第四天					
疾病根源原味奶昔	AIP饮食	12.79	26.38	15.98	早餐
鸡肉春卷配杏仁蘸酱	基础排除饮食	6.45	14.44	24.9	午餐
肉丸南瓜意面	原始饮食	24.64	30.29	9.34	晚餐
桥本莫吉托奶昔	AIP饮食	28.54	1.16	17.21	零食
	总营养成分分析	72.42	72.27	67.43	
第五天					
疾病根源原味奶昔	AIP饮食	12.79	26.38	15.98	早餐
墨西哥小肉	原始饮食	49.73	35.13	2.16	午餐
饼干	AIP饮食	1.34	11.30	28.15	晚餐
辣椒碎肉饭	基础排除饮食	19.43	6.29	30.36	晚餐
双味格兰诺拉麦片	原始饮食	5.22	13.04	22.03	零食
椰子酸奶	AIP饮食	3.23	23.26	8.65	零食
	总营养成分分析	91.74	115.40	107.33	
第六天					
西蓝花鸡肉乳蛋饼	原始饮食	21.64	11.97	7.65	早餐
牛仔鱼子酱	基础排除饮食	5.63	4.93	16.19	午餐
热带风味烤鸡肉串	AIP饮食	16.56	5.48	22.15	午餐
原始肉条	原始饮食	20.02	24.26	3.75	晚餐
防风草胡萝卜泥	AIP饮食	1.64	7.22	19.29	晚餐
巧克力鳄梨布丁	原始饮食	7.88	23.66	6.05	零食
	总营养成分分析	73.37	77.52	75.08	
第七天					
鸡肉汉堡小饼和甘蓝条	AIP饮食	22.65	13.21	5.93	早餐
原始肉条（上一次剩余的食物）	原始饮食	20.02	24.26	3.75	午餐
防风草胡萝卜泥（上一次剩余的食物）	AIP饮食	1.64	7.22	19.29	午餐
意式培根豌豆团子	基础排除饮食	8.61	13.87	47.17	晚餐
蔬果汁	AIP饮食	7.72	11.77	38.82	零食
	总营养成分分析	60.64	70.33	114.96	

基础排除饮食第二周膳食方案

食谱名称	饮食类型	蛋白质（g）	脂肪（g）	碳水化合物（g）	餐别
第一天					
疾病根源原味奶昔	AIP饮食	12.79	26.38	15.98	早餐
波兰鸡肉饼	原始饮食	32.83	40.93	10.43	午餐
炒豆瓣菜	AIP饮食	1.09	4.66	1.39	午餐
小扁豆牧羊人派	基础排除饮食	8.00	4.87	35.74	晚餐
玛卡拿铁	原始饮食	2.75	28.61	14.11	零食
	总营养成分分析	57.46	105.45	77.65	
第二天					
疾病根源原味奶昔	AIP饮食	12.79	26.38	15.98	早餐
茄子千层面	原始饮食	10.95	21.46	30.14	午餐
葡萄干鸡肉沙拉	原始饮食	19.26	10.94	14.83	午餐
香脂洋葱猪排	AIP饮食	27.45	37.89	8.38	晚餐
双烤甘薯	AIP饮食	3.94	11.75	15.62	晚餐
巧克力鳄梨布丁	原始饮食	7.88	23.66	6.05	零食
	总营养成分分析	82.27	132.08	91.00	
第三天					
疾病根源原味奶昔	AIP饮食	12.79	26.38	15.98	早餐
波兰豌豆汤	基础排除饮食	11.96	8.19	21.88	午餐
牛肉干	AIP饮食	20.86	12.64	3.78	午餐
西班牙海鲜饭	基础排除饮食	21.70	7.79	7.88	晚餐
热巧克力	原始饮食	18.18	43.91	23.14	零食
	总营养成分分析	85.49	98.91	72.66	

食谱名称	饮食类型	蛋白质（g）	脂肪（g）	碳水化合物（g）	餐别
第四天					
疾病根源原味奶昔	AIP饮食	12.79	26.38	15.98	早餐
西班牙海鲜饭（上一次剩余的食物）	基础排除饮食	21.70	7.79	7.88	午餐
波兰白菜包酱肉	基础排除饮食	43.10	25.49	39.74	晚餐
松露蔬菜	AIP饮食	13.99	15.83	28.55	晚餐
辣椒肉馅鳄梨	原始饮食	17.46	15.31	10.96	零食
	总营养成分分析	109.04	90.80	103.11	
第五天					
疾病根源原味奶昔	AIP饮食	12.79	26.38	15.98	早餐
鸭肉沙拉	原始饮食	13.39	20.02	9.22	午餐
波兰炖肉	原始饮食	32.38	17.80	8.43	晚餐
熏肉蔬菜沙拉	原始饮食	7.65	29.35	5.82	晚餐
玛卡拿铁	原始饮食	2.75	28.61	14.11	零食
	总营养成分分析	68.96	122.16	53.56	
第六天					
墨西哥乳蛋饼	原始饮食	21.97	32.24	5.74	早餐
奶油西蓝花浓汤	AIP饮食	9.49	30.17	14.34	午餐
葡萄风味鹌鹑肉	AIP饮食	26.68	11.70	12.98	晚餐
黄瓜无花果沙拉	AIP饮食	35.59	14.37	5.85	晚餐
南瓜玛卡拿铁	原始饮食	3.28	29.13	15.95	零食
	总营养成分分析	97.01	117.71	54.86	
第七天					
华夫饼	基础排除饮食	44.5	30.49	0.11	早餐
腰果奶油芝士	原始饮食	5.84	14.00	10.57	早餐
莓果	AIP饮食	*	*	*	早餐
带馅褐菇	原始饮食	14.01	24.61	25.00	午餐
天然番茄甜菜沙拉	原始饮食	1.36	4.72	8.03	午餐
墨西哥卷饼沙拉	基础排除饮食	31.76	19.97	22.51	晚餐
南瓜派	AIP饮食	3.94	11.32	24.70	晚餐
红椒火鸡蘸酱	原始饮食	16.82	5.18	6.55	零食
	总营养成分分析	118.23	110.29	97.47	

* 热量较低，且摄入量可灵活调整，故不予计算热量。

原始饮食第一周膳食方案

食谱名称	饮食类型	蛋白质（g）	脂肪（g）	碳水化合物（g）	餐别
第一天					
疾病根源原味奶昔	AIP饮食	12.79	26.38	15.98	早餐
熏肉蔬菜沙拉	原始饮食	7.65	29.35	5.82	午餐
波兰炖肉	原始饮食	32.38	17.80	8.43	晚餐
饼干	AIP饮食	1.34	11.30	28.15	晚餐
椰子酸奶	AIP饮食	3.23	23.26	8.65	零食
双味格兰诺拉麦片	原始饮食	5.22	13.04	22.03	零食
	总营养成分分析	62.61	121.13	89.06	
第二天					
疾病根源原味奶昔	AIP饮食	12.79	26.38	15.98	早餐
波兰炖肉（上一次剩余的食物）	原始饮食	32.38	17.80	8.43	午餐
茄子千层面	原始饮食	10.95	21.46	30.14	晚餐
天然番茄甜菜沙拉	原始饮食	1.36	4.72	8.03	晚餐
杏仁枣馅能量棒	原始饮食	8.72	15.95	23.46	零食
	总营养成分分析	66.20	86.31	86.04	
第三天					
疾病根源原味奶昔	AIP饮食	12.79	26.38	15.98	早餐
葡萄干鸡肉沙拉	原始饮食	19.26	10.94	14.83	午餐
鸭肉配枣子酱	AIP饮食	13.96	48.53	34.26	晚餐
辣椒肉馅鳄梨	原始饮食	17.46	15.31	10.96	零食
	总营养成分分析	63.47	101.16	76.03	

食谱名称	饮食类型	蛋白质（g）	脂肪（g）	碳水化合物（g）	餐别
第四天					
疾病根源原味奶昔	AIP饮食	12.79	26.38	15.98	早餐
墨西哥小肉	原始饮食	49.73	35.13	2.16	午餐
松露蔬菜	AIP饮食	13.99	15.83	28.55	午餐
冬季炖牛尾	原始饮食	35.90	24.77	12.92	晚餐
玛卡拿铁	原始饮食	2.75	28.61	14.11	零食
	总营养成分分析	115.16	130.72	73.72	
第五天					
疾病根源原味奶昔	AIP饮食	12.79	26.38	15.98	早餐
火腿甘薯煎蛋饼	原始饮食	20.07	15.38	11.69	午餐
原始肉条	原始饮食	20.02	24.26	3.75	晚餐
双烤甘薯	AIP饮食	3.94	11.75	15.62	晚餐
红椒火鸡蘸酱	原始饮食	16.82	5.18	6.55	零食
	总营养成分分析	73.64	82.95	53.59	
第六天					
西蓝花鸡肉乳蛋饼	原始饮食	21.64	11.97	7.65	早餐
原始肉条（上一次剩余的食物）	原始饮食	20.02	24.26	3.75	午餐
双烤甘薯（上一次剩余的食物）	AIP饮食	3.94	11.75	15.62	午餐
咖喱炖猪肉	原始饮食	29.41	10.34	7.94	晚餐
波兰黄瓜沙拉	AIP饮食	4.26	3.00	27.21	晚餐
杏仁枣馅能量棒	原始饮食	8.72	15.95	23.46	零食
	总营养成分分析	87.99	77.27	85.63	
第七天					
火腿甘薯煎蛋饼（上一次剩余的食物）	原始饮食	20.07	15.38	11.69	早餐
鸭肉沙拉	原始饮食	13.39	20.02	9.22	午餐
带馅褐菇	原始饮食	14.01	24.61	25.00	晚餐
黄瓜无花果沙拉	AIP饮食	35.59	14.37	5.85	晚餐
红椒火鸡蘸酱	原始饮食	16.82	5.18	6.55	零食
	总营养成分分析	99.88	79.56	58.31	

原始饮食第二周膳食方案

食谱名称	饮食类型	蛋白质（g）	脂肪（g）	碳水化合物（g）	餐别
第一天					
疾病根源原味奶昔	AIP饮食	12.79	26.38	15.98	早餐
防风草口味三文鱼肉饼	原始饮食	36.83	27.11	11.95	午餐
苹果胡萝卜沙拉	AIP饮食	1.13	0.31	26.99	午餐
波兰鸡肉饼	原始饮食	32.83	40.93	10.43	晚餐
烤根菜	AIP饮食	1.40	9.20	14.06	晚餐
原始香蕉杏仁松饼	原始饮食	3.47	5.84	10.27	零食
	总营养成分分析	88.45	109.77	89.68	
第二天					
疾病根源原味奶昔	AIP饮食	12.79	26.38	15.98	早餐
懒人甜菜汉堡肉	AIP饮食	17.35	18.77	16.51	午餐
鸡肉汉堡小饼和甘蓝条	AIP饮食	22.65	13.21	5.93	晚餐
南瓜玛卡拿铁	原始饮食	3.28	29.13	15.95	零食
	总营养成分分析	56.07	87.49	54.37	
第三天					
疾病根源原味奶昔	AIP饮食	12.79	26.38	15.98	早餐
唐杜里炖鸡	原始饮食	33.80	35.61	2.39	午餐
古巴碎牛肉	原始饮食	19.70	9.83	3.68	晚餐
黄瓜无花果沙拉	AIP饮食	35.59	14.37	5.85	晚餐
牛肉干（泰式）	原始饮食	14.65	12.16	6.52	零食
	总营养成分分析	116.53	98.35	34.42	

食谱名称	饮食类型	蛋白质（g）	脂肪（g）	碳水化合物（g）	餐别
第四天					
疾病根源原味奶昔	AIP饮食	12.79	26.38	15.98	早餐
古巴碎牛肉（上一次剩余的食物）	原始饮食	19.70	9.83	3.68	午餐
波兰黄瓜沙拉	AIP饮食	4.26	3.00	27.21	午餐
牧羊人派	原始饮食	18.36	20.82	25.56	晚餐
芫荽酸橙鳄梨配芹菜	AIP饮食	1.66	10.38	7.81	零食
黄瓜片	AIP饮食	*	*	*	零食
	总营养成分分析	56.77	70.41	80.24	
第五天					
疾病根源原味奶昔	AIP饮食	12.79	26.38	15.98	早餐
桃子配牛排	AIP饮食	30.89	36.45	23.82	午餐
原始比萨	原始饮食	9.06	30.19	10.82	晚餐
苹果蓝莓派	原始饮食	6.40	25.12	16.81	零食
	总营养成分分析	59.14	118.14	67.43	
第六天					
葡萄干鸡肉沙拉	原始饮食	19.26	10.94	14.83	早餐
樱桃手撕猪肉	AIP饮食	45.73	31.83	19.87	午餐
饼干（上一次剩余的食物）	AIP饮食	1.34	11.30	28.15	午餐
摩洛哥炖羔羊肉	AIP饮食	47.48	33.00	23.31	晚餐
肉冻	AIP饮食	12.30	4.71	7.93	零食
	总营养成分分析	126.11	91.78	94.09	
第七天					
墨西哥乳蛋饼	原始饮食	21.97	32.24	5.74	早餐
摩洛哥炖羔羊肉（上一次剩余的食物）	AIP饮食	47.48	33.00	23.31	午餐
姜汁柠檬烤鸡腿	AIP饮食	14.17	45.47	11.38	晚餐
希腊沙拉	原始饮食	3.05	12.55	14.50	晚餐
香橙奶昔	AIP饮食	14.32	5.11	20.61	零食
	总营养成分分析	100.99	128.37	75.54	

* 热量较低，且摄入量可灵活调整，故不予计算热量。

AIP饮食第一周膳食方案

食谱名称	饮食类型	蛋白质（g）	脂肪（g）	碳水化合物（g）	餐别
第一天					
疾病根源原味奶昔	AIP饮食	12.79	26.38	15.98	早餐
奶油炖鸡	AIP饮食	27.02	53.93	24.31	午餐
姜桃汁配里脊	AIP饮食	32.44	8.40	9.39	晚餐
苹果胡萝卜沙拉	AIP饮食	1.13	0.31	26.99	晚餐
芫荽柑橘清凉饮料	AIP饮食	31.42	11.78	25.49	零食
	总营养成分分析	104.80	100.80	102.16	
第二天					
疾病根源原味奶昔	AIP饮食	12.79	26.38	15.98	早餐
姜桃汁配里脊（上一次剩余的食物）	AIP饮食	32.44	8.40	9.39	午餐
希腊沙拉	原始饮食	3.05	12.55	14.50	午餐
意式肉饼	AIP饮食	6.18	12.25	4.91	晚餐
奶油西蓝花浓汤	AIP饮食	9.49	30.17	14.34	晚餐
椰味无花果能量球	AIP饮食	1.62	12.95	2.48	零食
	总营养成分分析	65.57	102.70	61.60	
第三天					
疾病根源原味奶昔	AIP饮食	12.79	26.38	15.98	早餐
饼干	AIP饮食	1.34	11.3	28.15	午餐
懒人甜菜汉堡肉	AIP饮食	17.53	18.75	18.96	午餐
菠萝沙司烤鱼配菜豆	原始饮食	28.51	0.69	16.14	晚餐
培根香葱荷叶边甘薯	AIP饮食	9.86	43.68	19.28	晚餐
肝酱	原始饮食	11.88	4.35	4.71	零食
生胡萝卜条	AIP饮食	*	*	*	零食
	总营养成分分析	81.91	105.15	103.22	

食谱名称	饮食类型	蛋白质（g）	脂肪（g）	碳水化合物（g）	餐别
第四天					
疾病根源原味奶昔	AIP饮食	12.79	26.38	15.98	早餐
甜菜煮鳟鱼	AIP饮食	43.12	14.68	11.55	午餐
姜汁柠檬烤鸡腿	AIP饮食	14.17	45.47	11.38	晚餐
蒸菜豆	AIP饮食	*	*	*	晚餐
芫荽酸橙鳄梨配芹菜	AIP饮食	1.66	10.38	7.81	零食
墨西哥薯片	AIP饮食	*	*	*	零食
	总营养成分分析	71.74	96.91	46.72	
第五天					
疾病根源原味奶昔	AIP饮食	12.79	26.38	15.98	早餐
姜汁柠檬烤鸡腿（上一次剩余的食物）	AIP饮食	14.17	45.47	11.38	午餐
希腊沙拉（上一次剩余的食物）	原始饮食	3.05	12.55	14.50	午餐
鸡肉汉堡小饼和甘蓝条	AIP饮食	22.65	13.21	5.93	晚餐
烤根菜	AIP饮食	1.40	9.20	14.06	晚餐
椰味无花果能量球	AIP饮食	1.62	12.95	2.48	零食
	总营养成分分析	55.68	119.76	64.33	
第六天					
肉冻	AIP饮食	12.30	4.71	7.93	早餐
鸡肉汉堡小饼和甘蓝条（上一次剩余的食物）	AIP饮食	22.65	13.21	5.93	午餐
烤根菜（上一次剩余的食物）	AIP饮食	1.40	9.20	14.06	午餐
炖牛肉	AIP饮食	29.42	9.18	11.67	晚餐
黄瓜无花果沙拉	AIP饮食	35.59	14.37	5.85	晚餐
椰子酸奶	AIP饮食	3.23	23.26	8.65	零食
莓果	AIP饮食	*	*	*	零食
	总营养成分分析	104.59	73.93	54.09	
第七天					
双烤甘薯	AIP饮食	3.94	11.75	15.62	早餐
炖牛肉（上一次剩余的食物）	AIP饮食	29.42	9.18	11.67	午餐
葡萄风味鹌鹑肉	AIP饮食	26.68	11.70	12.98	晚餐
烤胡萝卜条	AIP饮食	1.23	3.70	12.14	晚餐
桥本莫吉托奶昔	AIP饮食	28.54	1.16	17.21	零食
	总营养成分分析	89.81	37.49	69.62	

* 热量较低，且摄入量可灵活调整，故不予计算热量。

AIP饮食第二周膳食方案

食谱名称	饮食类型	蛋白质（g）	脂肪（g）	碳水化合物（g）	餐别
第一天					
疾病根源原味奶昔	AIP饮食	12.79	26.38	15.98	早餐
懒人甜菜汉堡肉	AIP饮食	17.53	18.75	18.96	午餐
香脂洋葱猪排	AIP饮食	27.45	37.89	8.38	晚餐
防风草胡萝卜泥	AIP饮食	1.64	7.22	19.29	晚餐
疾病根源原味奶昔	AIP饮食	12.79	26.38	15.98	零食
	总营养成分分析	72.2	116.62	78.59	
第二天					
疾病根源原味奶昔	AIP饮食	12.79	26.38	15.98	早餐
香脂洋葱猪排（上一次剩余的食物）	AIP饮食	27.45	37.89	8.38	午餐
防风草胡萝卜泥（上一次剩余的食物）	AIP饮食	1.64	7.22	19.29	午餐
糖醋鸡块配西蓝花沙拉	AIP饮食	26.90	4.83	23.50	晚餐
炒意面南瓜	AIP饮食	0.68	7.34	7.14	晚餐
巧克力鳄梨布丁	原始饮食	7.88	23.66	6.05	零食
	总营养成分分析	77.34	107.32	80.34	
第三天					
疾病根源原味奶昔	AIP饮食	12.79	26.38	15.98	早餐
糖醋鸡块配西蓝花沙拉（上一次剩余的食物）	AIP饮食	26.90	4.83	23.50	午餐
炒意面南瓜（上一次剩余的食物）	AIP饮食	0.68	7.34	7.14	午餐
枫糖肉糕	AIP饮食	15.25	20.34	9.24	晚餐
香脆芝麻菜沙拉	AIP饮食	2.91	7.50	13.47	晚餐
肉冻	AIP饮食	12.3	4.71	7.93	零食
	总营养成分分析	70.83	71.10	77.26	

食谱名称	饮食类型	蛋白质（g）	脂肪（g）	碳水化合物（g）	餐别
第四天					
疾病根源原味奶昔	AIP饮食	12.79	26.38	15.98	早餐
枫糖肉糕（上一次剩余的食物）	AIP饮食	15.25	20.34	9.24	午餐
烤胡萝卜条	AIP饮食	1.23	3.70	12.14	午餐
慢炖鸡	AIP饮食	52.01	8.65	0.42	晚餐
培根香葱荷叶边甘薯	AIP饮食	6.57	29.12	12.85	晚餐
柠檬香蕉奶油冰棍	AIP饮食	4.63	9.77	6.76	零食
	总营养成分分析	92.48	97.96	57.39	
第五天					
疾病根源原味奶昔	AIP饮食	12.79	26.38	15.98	早餐
鸡汤	AIP饮食	19.57	3.64	6.37	午餐
黄瓜无花果沙拉	AIP饮食	35.59	14.37	5.85	晚餐
摩洛哥炖羔羊肉	AIP饮食	47.48	33.00	23.31	晚餐
肉冻（上一次剩余的食物）	AIP饮食	12.30	4.71	7.93	零食
	总营养成分分析	127.73	82.10	59.44	
第六天					
鸡肉大蕉玉米脆饼	AIP饮食	7.12	8.32	28.30	早餐
三文鱼鳄梨芒果沙拉	AIP饮食	19.18	25.62	22.89	午餐
奶油西蓝花浓汤	AIP饮食	9.49	30.17	14.34	晚餐
牛肉干	AIP饮食	20.86	12.64	3.78	晚餐
橘子奶油冰沙	AIP饮食	14.32	5.11	20.61	零食
	总营养成分分析	70.97	81.86	89.92	
第七天					
桥本营养大杂烩	AIP饮食	24.58	8.82	16.48	早餐
摩洛哥炖羔羊肉（上一次剩余的食物）	AIP饮食	47.48	33.00	23.31	午餐
樱桃手撕猪肉	AIP饮食	45.73	31.83	19.87	晚餐
饼干	AIP饮食	1.34	11.30	28.15	晚餐
蒸菜豆	AIP饮食	*	*	*	晚餐
甘薯开心果布丁	原始饮食	8.60	10.20	30.28	零食
	总营养成分分析	127.73	95.27	118.09	

* 热量较低，且摄入量可灵活调整，故不予计算热量。

食谱

* 收录于在线版本，
请扫码了解详情。

美味正餐

火腿甘薯煎蛋饼*
枣汁鸭*
波兰炖肉*
酸橘汁腌虾*
糖醋鸡块配西蓝花沙拉*
柑橘味野牛肉丸*
小扁豆牧羊人派*
辣椒肉馅鳄梨*
墨西哥小肉*
桥本营养大杂烩*
枫糖肉糕*
唐杜里炖鸡*
热带风味烤鸡肉串*
防风草口味三文鱼肉饼*
牧羊人派*
牛肉炒饭*
墨西哥乳蛋饼*
西蓝花鸡肉乳蛋饼*
西班牙海鲜饭
原始比萨*
肉丸南瓜意面
波兰白菜包酱肉*
菠萝沙司烤鱼配菜豆*
带馅褐菇*
姜汁柠檬烤鸡腿
懒人甜菜汉堡肉*
鸡肉汉堡小饼和甘蓝条*
意式肉饼*
波兰鸡肉饼*
柑橘三文鱼*
原始肉条
甜菜煮鳟鱼*
香脂洋葱猪排*
樱桃手撕猪肉*
葡萄鹌鹑*
意式培根豌豆团子*
慢炖鸡*
姜桃汁配里脊*
茄子千层面*

配餐、零食

松露蔬菜*
牛仔鱼子酱*
培根香葱荷叶边甘薯*
鸡肉春卷配杏仁蘸酱*
鸡肉大蕉脆饼*
芫荽酸橙鳄梨配芹菜*
双味格兰诺拉麦片
肝酱*
苹果胡萝卜沙拉*
炒豆瓣菜*
芒果沙司
波兰黄瓜沙拉*
双烤甘薯*
炒意面南瓜*
烤根菜*
防风草胡萝卜泥*
牛肉干*
泰式牛肉干*
红椒火鸡蘸酱*
杏仁枣馅能量棒
烤胡萝卜条*
西葫芦面包*
饼干*

甜食

苹果蓝莓派
火山熔岩角豆蛋糕*
巧克力鳄梨布丁*
椰味无花果能量球*
原始香蕉杏仁松饼
樱桃明胶点心*
大蕉可丽饼*
南瓜派
甘薯开心果布丁*
椰味烤香蕉*
梦幻草莓奶昔*
华夫饼
非常莓果派*
柠檬香蕉奶油冰棍*

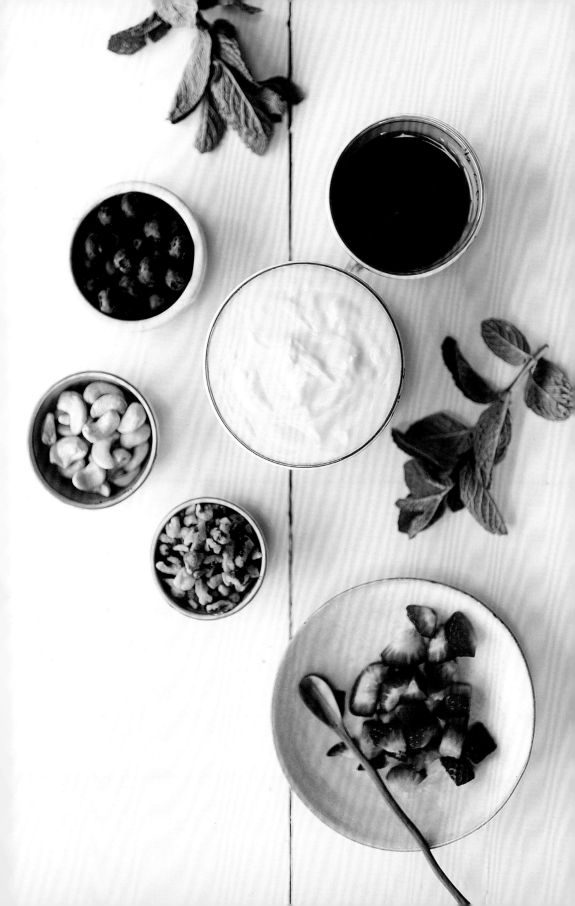

椰子酸奶

A AIP饮食

准备时间：30分钟
制作时间：8～24小时
份量：4人份

材料：

400mL 椰膏
1/2杯水
2茶匙明胶
1汤匙枫糖浆
无麸质酸奶发酵剂（2～4粒优质益生菌胶囊、1/4杯酸奶发酵剂或1/4杯上次做完后剩下的酸奶）

喝椰子酸奶是恢复肠道菌群平衡的好办法。这种自制酸奶具有修复肠道的作用，不含添加剂。我喜欢用椰子酸奶制作沙拉酱和奶昔/冰沙，或者在上面撒上椰子屑、南瓜子、坚果、莓果或加一些枫糖浆。

做法：

1. 将椰膏和水倒入大功率搅拌机中搅拌。将搅拌好的椰奶加热至82℃，再冷却至40℃。

2. 加入明胶和枫糖浆。

3. 在室温下，将搅拌好的混合物倒入酸奶机或梅森瓶中（密封），8～24小时后取出。

4. 如果使用酸奶机，将制作好的酸奶取出，放入密闭容器（如梅森瓶）中保存。

5. 将容器放入冰箱中冷藏，2周内食用完。

> 营养成分分析（每份）：蛋白质（g）3.23；脂肪（g）23.26；碳水化合物（g）8.65；维生素 B_{12}（μg）0.00；铁（mg）1.67；碘（μg）0.00；镁（mg）37.35；钾（mg）267.52；硒（μg）6.54；钠（mg）17.35。

发酵蔬菜

Ⓐ AIP饮食

准备时间: 20分钟

制作时间: 7～10天（发酵）

份量: 8人份

材料：

1kg 卷心菜（去心，细细切碎）

4茶匙海盐

发酵蔬菜有帮助消化和重塑肠道菌群的作用。这个食谱以卷心菜为原料，您也可以使用任何您喜欢的蔬菜来制作这道美食，如胡萝卜、西蓝花、甜菜、菠菜、甘蓝或黄瓜。

发酵蔬菜是波兰饮食文化的重要组成部分。我的祖母每年秋天都会做发酵蔬菜，然后将其存放在地窖里，供整个冬天食用。我哥哥罗伯特继承了这一传统，每年冬天都会做一大桶发酵卷心菜，供全家食用。

做法：

1. 取一个大碗，将海盐拌入碎卷心菜中，腌渍10～15分钟，然后挤去水分。

2. 将挤去水分的菜放入玻璃瓶，垫上菜帮压紧。

3. 拧紧盖子，置于食品储藏室中发酵7～10天。

4. 发酵好之后，将装菜玻璃瓶放进冰箱冷藏，以备食用。

营养成分分析（每份）：蛋白质（g）1.45；脂肪（g）0.11；碳水化合物（g）6.58；维生素 B_{12}（μg）0.00；铁（mg）0.53；碘（μg）0.00；镁（mg）13.61；钾（mg）192.78；硒（μg）0.34；钠（mg）800.41。

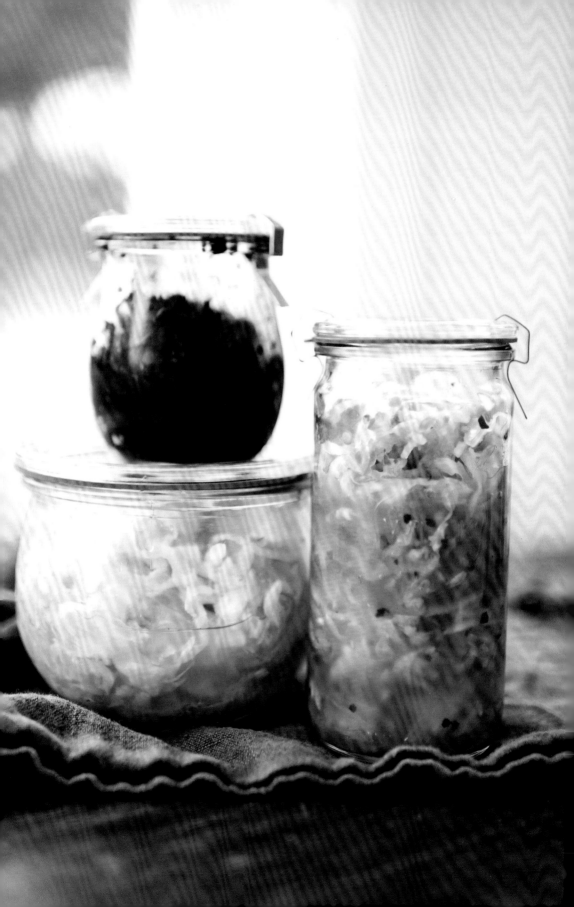

骨头汤

Ⓐ AIP饮食

准备时间: 15分钟
制作时间: 8～12小时 (慢炖锅)
　　　　　8～12小时 (灶锅)
　　　　　90分钟 (电压力锅)
份量: 视具体情况而定

材料:

4～5个鸡腿
1汤匙苹果醋
2棵芹菜
1颗洋葱
6～8根大胡萝卜
适量海盐
适量黑胡椒 (如果耐受)

骨头汤对维护肠道和免疫系统健康有神奇的功效。经常喝骨头汤的人对其益处都赞不绝口。有谁会拒绝热气腾腾的骨头汤呢? 我最享受的一件事, 就是夜里将骨头汤炖上, 美美地睡上一觉, 让肾上腺得到休息, 然后第二天早上在骨头汤散发出的鲜香中醒来。

您可以用慢炖锅、灶锅或电压力锅制作骨头汤。如果您对组织胺过敏, 最好用电压力锅来做。

做法:

做法一 (使用慢炖锅)

1. 将鸡腿、苹果醋和切成小块的蔬菜放入锅中。

2. 向锅中加水, 到锅沿下2～3cm 为止, 盖上锅盖, 将温度调至高档, 炖8～12小时。

3. 根据个人口味加盐和黑胡椒调味。

4. 将汤盛出, 装入梅森瓶中, 放进冰箱冷藏。

做法二 (使用灶锅)

1. 将鸡肉、苹果醋和切成小块的蔬菜放入锅中。

2. 向锅中加水, 到锅沿下2～3cm 为止, 盖上锅盖。

3. 将水烧开, 稍微冷却, 然后以文火炖8～12小时。

4. 根据个人口味加盐和黑胡椒调味。

5. 将汤盛出, 装入梅森瓶中, 放进冰箱冷藏。

做法三（使用电压力锅）

1. 将鸡肉、苹果醋和切成小块的蔬菜放入锅中。

2. 向锅中加水，至锅内胆高度的2/3处为止，然后盖紧锅盖。

3. 将压力调至高档，加热90分钟。

4. 根据个人口味加盐和黑胡椒调味。

5. 将汤盛出，装入梅森瓶中，放进冰箱冷藏。

营养成分分析（每份）：蛋白质（g）22.68；脂肪（g）6.88；碳水化合物（g）4.84；维生素B_{12}（μg）0.19；铁（mg）1.32；碘（μg）0.00；镁（mg）24.25；钾（mg）298.58；硒（μg）22.51；钠（mg）91.53。

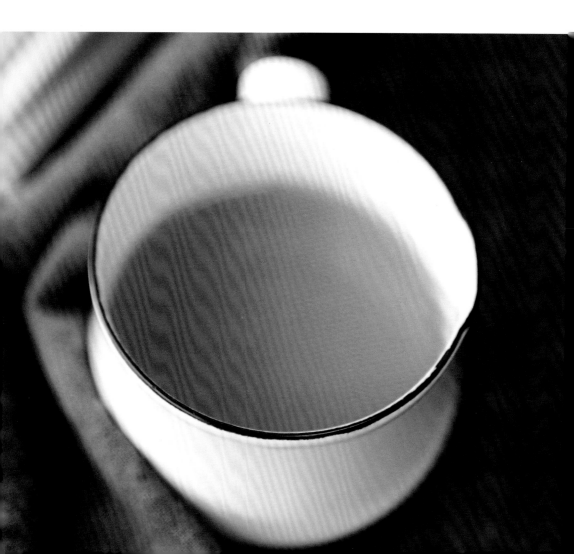

排毒女神调味料

A AIP饮食

制作时间: 10分钟

份量: 4人份

排毒女神调味料不但美味而且富含有益健康的成分，您可以用它代替奶油调味料来制作沙拉。

材料:

1杯芫荽叶

1/2杯原味椰子酸奶

1/4杯橄榄油

2汤匙苹果醋

1瓣大蒜（中等大小）

1个酸橙（榨汁）

少许海盐

做法:

1. 将所有食材放入高速搅拌机中搅拌，直至其呈稳定的乳状。

2. 将搅拌好的调味料放入冰箱中冷藏。

营养成分分析（每份）：蛋白质（g）0.30；脂肪（g）14.41；碳水化合物（g）3.19；维生素B_{12}（μg）0.26；铁（mg）0.30；碘（μg）0.00；镁（mg）16.99；钾（mg）35.08；硒（μg）0.15；钠（mg）101.17。

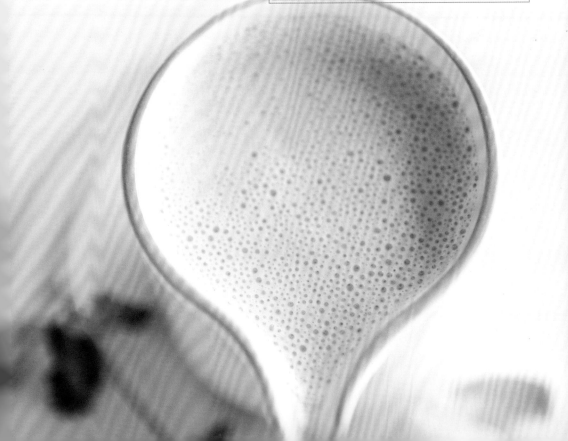

番茄酱

ℙ 原始饮食

准备时间: 10分钟

制作时间: 30~45分钟

份量: 4人份

材料:

1汤匙鳄梨油

1颗小洋葱（切丁）

1根芹菜茎（切丁）

1根胡萝卜（中等大小，切丁）

2瓣大蒜（切末）

800g 番茄（切丁）

1茶匙干牛至

1茶匙干欧芹

1捆鲜罗勒

1片月桂叶

适量海盐

适量黑胡椒（如果耐受）

番茄富含番茄红素。番茄红素是一种重要的抗氧化剂，具有抗衰老和维持心脏健康的功效。本食谱制作的番茄酱还可以进行细加工或用于制作肉面酱。

做法:

1. 取一口深煮锅，加入鳄梨油，中火烧热。下入洋葱、芹菜和胡萝卜，炒至蔬菜变软。

2. 下入大蒜，炒1分钟。

3. 下入番茄、牛至、欧芹、罗勒、月桂叶、黑胡椒和盐。煮至番茄汁水析出、变软、可以用勺子研碎。

4. 将罗勒和月桂叶捞出即可。

营养成分分析（每份）: 蛋白质（g）2.62；脂肪（g）3.97；碳水化合物（g）13.31；维生素 B_{12}（μg）0.00；铁（mg）1.13；碘（μg）0.00；镁（mg）33.42；钾（mg）618.87；硒（μg）0.47；钠（mg）420.55。

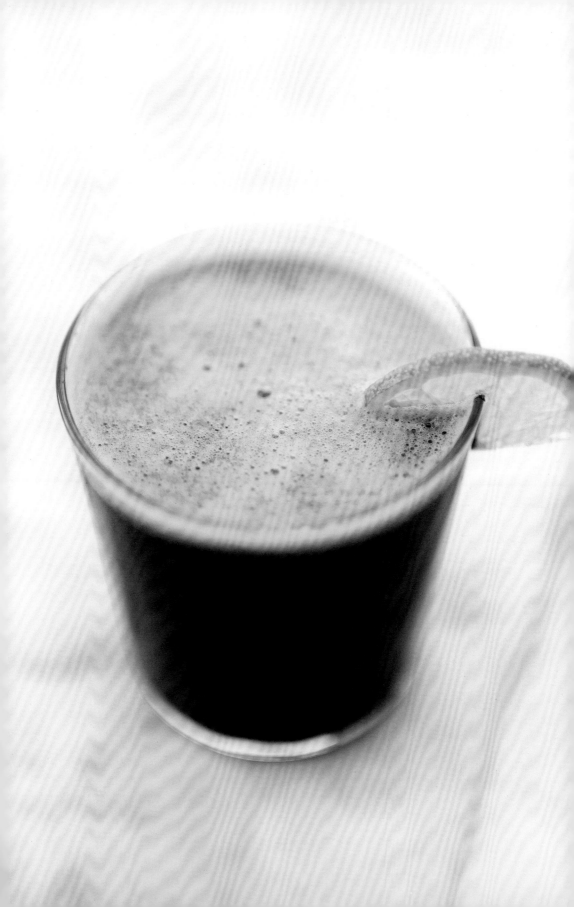

蔬果汁

🅐 AIP饮食

制作时间: 10分钟

份量: 2人份

注意: 如果蔬果汁有剩余, 可以将其倒入器皿中, 密封冷藏, 但须在24小时内食用。

材料:

6～7根小胡萝卜

1个澳洲青苹果 (去核, 切成楔形)

3～4根芹菜

1根小黄瓜 (对半切开)

3杯碎羽衣甘蓝

1个酸橙 (对半切开)

适量海盐

1～2汤匙椰子油或1个鳄梨 (可选)

蔬果汁可在不增加消化负担的前提下帮助人体获得更多营养。蔬果汁中含有丰富的叶绿素, 还具有出色的解毒功效。如果您有血糖波动问题, 还可以向其中加入椰子油或鳄梨。

做法:

1. 将所有材料 (水果带皮) 徐徐加入原汁榨汁机中, 直至加工完毕。

2. 将榨好的蔬果汁倒入搅拌机中搅拌30秒。

营养成分分析 (每份): 蛋白质 (g) 7.72; 脂肪 (g) 11.77; 碳水化合物 (g) 38.82; 维生素 B$_{12}$ (μg) 0.00; 铁 (mg) 3.00; 碘 (μg) 0.00; 镁 (mg) 99.78; 钾 (mg) 1423.59; 硒 (μg) 2.36; 钠 (mg) 333.60。

桥本莫吉托酒

P 原始饮食 A AIP饮食

准备时间: 10分钟
份量: 1人份

材料:

1捆鲜薄荷叶
1个酸橙（榨汁）
1/2茶匙姜粉
1杯发酵或原味椰汁
适量甜菊糖 *

* 将甜菊糖替换为枫糖浆，可使这道食谱变成 AIP 饮食。

设想一下，您正坐在迈阿密一处温暖的海滩上，细细品着健康清新的莫吉托酒，那是多么惬意的事情。薄荷和姜的加入使桥本莫吉托酒成了一种既能舒缓肠道又能提神的"超级饮料"。有了它，您不会再想喝酒或苏打汽水。

做法:

1. 用研钵将薄荷叶研碎，以便其释放香味。

2. 取一个玻璃杯，将薄荷、酸橙汁、姜粉、椰汁和甜菊糖放入拌匀。或将所有材料放进搅拌机中搅拌。

营养成分分析（每份）：蛋白质（g）2.55；脂肪（g）0.72；碳水化合物（g）12.85；维生素 B_{12}（μg）0.00；铁（mg）1.78；碘（μg）0.00；镁（mg）77.45；钾（mg）727.49；硒（μg）2.76；钠（mg）258.34。

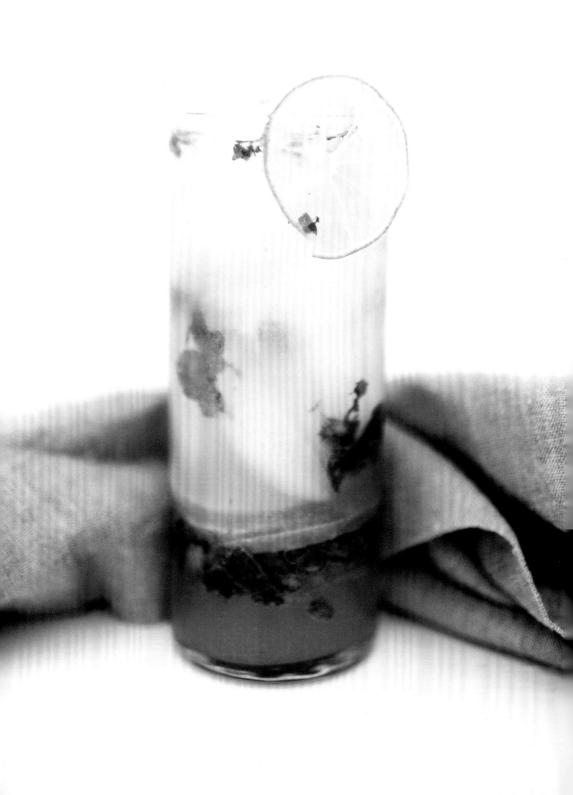

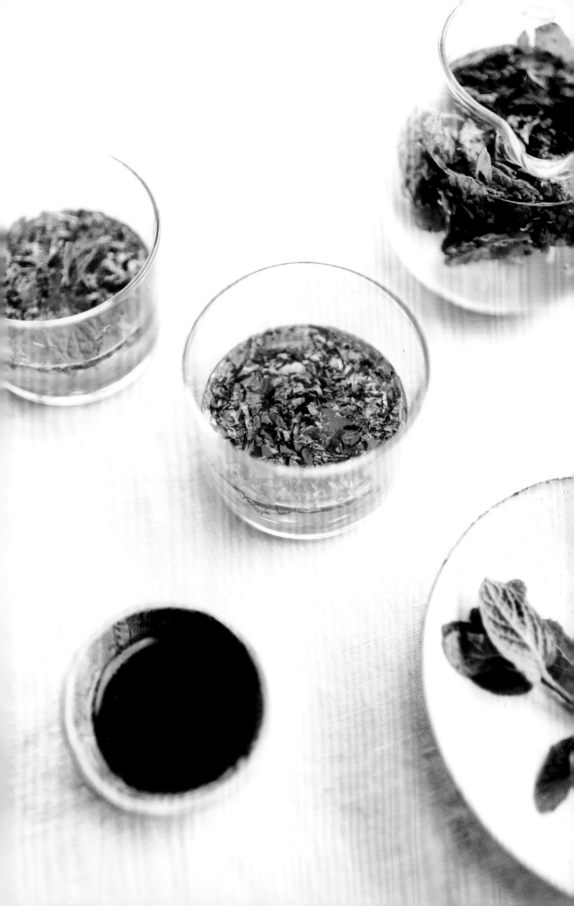

薄荷茶

A AIP饮食

准备时间: 5分钟
份量: 1人份

材料:

1捆鲜薄荷叶
1杯沸水
适量枫糖浆

作为一种具有舒缓作用的草药，薄荷不但可以帮助治疗消化问题，还能通过刺激胆汁分泌来促进排毒。如今，薄荷茶已成为一种流行饮品。薄荷茶味道清新，制作简单，您一定会喜欢上它。此外，薄荷油对抑制小肠细菌过度生长有益。

做法:

1. 将薄荷叶研碎或切碎。

2. 将碎薄荷叶放入沸水中。

3. 根据个人口味加入适量枫糖浆。

营养成分分析（每份）：蛋白质（g）0.06；脂肪（g）0.02；碳水化合物（g）4.71；维生素 B₁₂（μg）0.00；铁（mg）0.09；碘（μg）0.00；镁（mg）2.68；钾（mg）23.23；硒（μg）0.04；钠（mg）1.30。

花果茶

Ⓐ AIP饮食

准备时间: 10分钟
制作时间: 15分钟 (静置)
份量: 4人份

材料:

8杯无氟过滤水
8颗草莓 (一切两半)
8片薄荷叶
1根小黄瓜 (切成方块)

　　大多数人都明白要多喝水的道理，因为水可以促进排毒，让身体保持水分。每天饮用8杯 (每杯约220mL) 水是支持排毒和维持身体机能的关键。由于对咖啡因和糖上瘾，我无法一步到位地直接饮用没有任何味道的水。幸好一位朋友向我推荐了花果茶，我一下子就爱上了它。我一般会在早上泡一壶花果茶放在办公桌上，提醒自己每天坚持补水。您也可以只做一小份装进瓶子里随身携带。制作花果茶的水果可以自选，我最喜欢的是草莓、薄荷叶、黄瓜、柠檬、酸橙和青苹果。我相信您也会喜欢上花果茶，因为它清爽又提神。

做法:

1. 将草莓、薄荷叶和黄瓜放入一个大水壶中，然后倒入凉过滤水。

2. 静置至少15分钟，以便食材的香味渗入水中。

> 营养成分分析 (每份): 由于花果茶就是泡过薄荷和水果的无氟过滤水，因此营养成分的含量可以忽略不计。

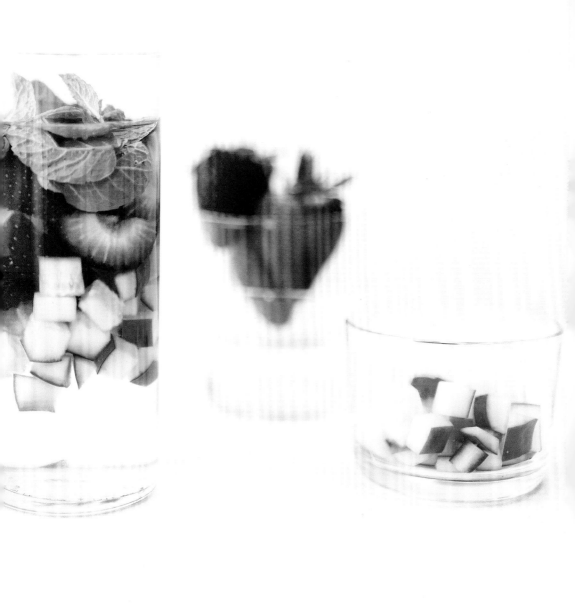

胡萝卜生姜梨汤

Ⓐ AIP饮食

准备时间: 5分钟
制作时间: 30分钟
份量: 4人份

材料:

2汤匙椰子油
4根中等大小的胡萝卜（切碎）
1颗小洋葱（切丁）
1个梨（切丁；如非有机品种，则去皮）
4杯骨头汤
1片姜（去皮，切末）
适量海盐
适量黑胡椒（如果耐受）

胡萝卜生姜梨汤既能暖身，又能满足您的味蕾。生姜可以提高免疫力，胡萝卜富含类胡萝卜素和维生素 A，梨能提供大量可口的膳食纤维。

做法:

1. 取一口汤锅，倒入椰子油，中火烧热，下入胡萝卜和洋葱，炒至洋葱呈半透明状。

2. 下入梨，炒至变软。

3. 倒入骨头汤，煮开，然后改文火煮至胡萝卜软嫩。

4. 下入姜末。然后，使用搅拌机将汤分批搅拌。

5. 将汤倒回锅内，根据个人口味加盐和黑胡椒调味。

营养成分分析（每份）：蛋白质（g）7.75；脂肪（g）16.00；碳水化合物（g）16.75；维生素 B_{12}（μg）0.00；铁（mg）0.83；碘（μg）0.00；镁（mg）24.95；钾（mg）560.40；硒（μg）2.12；钠（mg）265.83。

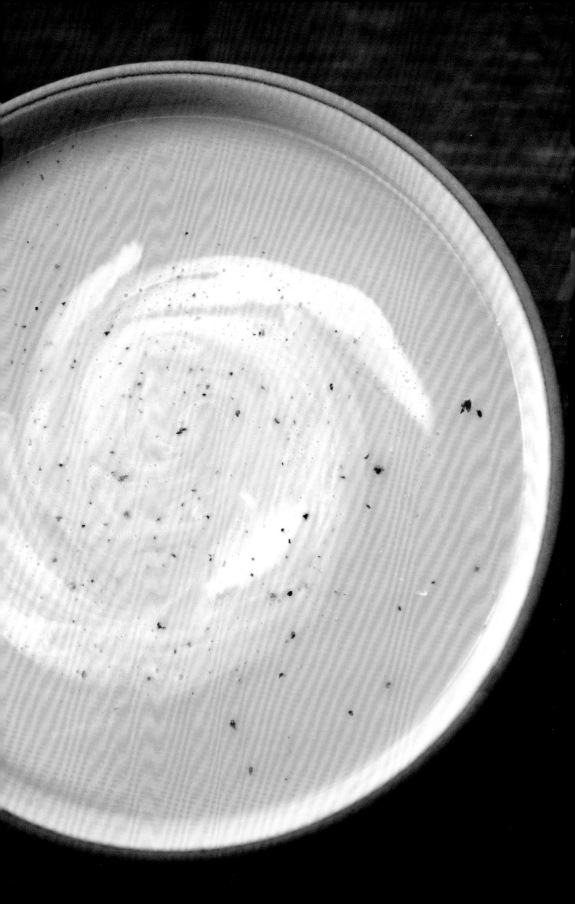

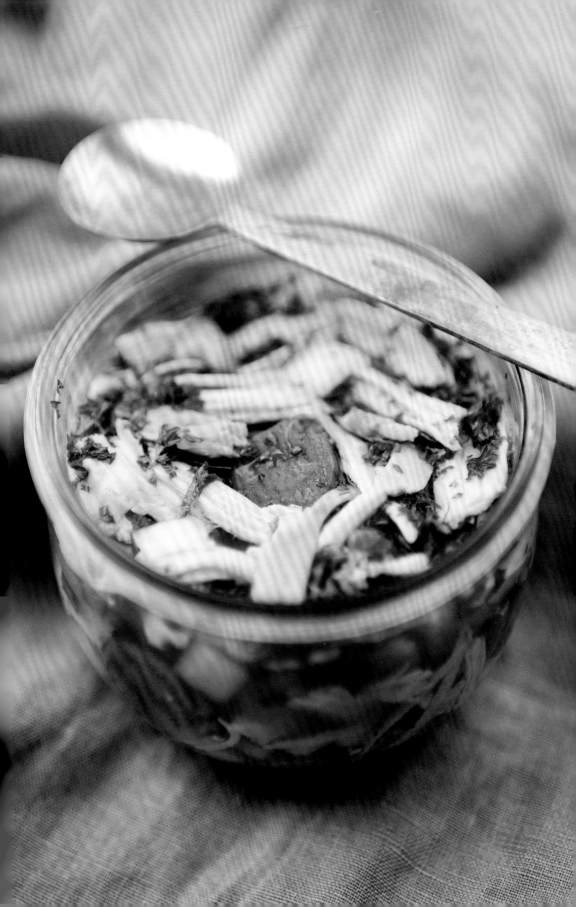

肉冻

Ⓐ AIP饮食

准备时间: 15分钟

制作时间: 骨头汤的制作时间 + 2～4小
时冷却

材料:

3个琵琶腿

1杯胡萝卜丁

1杯碎芹菜

1杯碎洋葱

2片月桂叶

1/2茶匙黑胡椒（如果耐受）

1/4杯碎鲜欧芹

适量海盐

1汤匙明胶

肉冻含有明胶，是肠道修复骨头汤的升级版。我阿姨夏莲娜制作的这道波兰传统美食令我的美国朋友和家人都大加赞赏。除了鸡肉，传统肉冻一般还会用到鸡爪和猪蹄。肉冻中的骨头汤、明胶和胶原蛋白会为您的康复提供支持。

做法:

1. 用琵琶腿、胡萝卜、芹菜、洋葱、月桂叶、黑胡椒、欧芹和盐做汤，做法见"骨头汤"食谱。

2. 汤做好后，捞出黑胡椒和月桂叶。

3. 捞出琵琶腿和蔬菜，将琵琶腿骨肉分离。

4. 取一个中号玻璃碗，将1杯肉和1杯熟蔬菜倒入。

5. 向碗中倒入2杯骨头汤。

6. 加入明胶，搅拌均匀。

7. 将玻璃碗放入冰箱中静置2～4小时，直至明胶凝固。

营养成分分析（每份）: 蛋白质（g）12.30；脂肪（g）4.71；碳水化合物（g）7.93；维生素B_{12}（μg）0.00；铁（mg）1.13；碘（μg）0.00；镁（mg）13.35；钾（mg）247.26；硒（μg）1.00；钠（mg）280.99。

瓶装沙拉

① 基础排除饮食

准备时间: 20分钟
份量: 1人份

材料:

2汤匙沙拉调味料
1杯切成小块的硬蔬菜
1/2杯小蔬菜和 / 或水果
1/4杯碳水化合物类食物（可选）
1汤匙坚果或种子
1杯绿叶蔬菜和香草

其他可加入的材料:
1/4杯鲜蔬菜
80g 蛋白质类食物
1/4杯碎水果

第一次学着做瓶装沙拉时，我正在一家药店做着朝九晚九的工作，每天只有15分钟吃午饭。那时的我每晚必须睡11～12小时，所以每天起床后得立刻穿上衣服冲出家门。由于没有时间吃早饭，因此整个上午只能靠喝咖啡提神，午饭时我已饿得饥肠辘辘了。每天，我都会去三明治店买一个金枪鱼三明治外加薯条和一大杯苏打汽水作为午餐。

后来我发现了制作瓶装沙拉的奥秘，于是每周日晚上我都会准备好5份沙拉存在冰箱中，然后每天拿出一份来吃。

做法:

1. 取一个容量约1L的梅森瓶，将调味料放入瓶底。

2. 下入切成小块的硬蔬菜，压紧。

3. 下入小蔬菜和 / 或水果。

4. 倒入碳水化合物类食物（可选）。

5. 下入坚果或种子。

6. 最上层为绿叶蔬菜和香草。

7. 盖上瓶盖，放进冰箱冷藏。

营养成分分析（每份）：蛋白质（g）6.03；脂肪（g）22.20；碳水化合物（g）17.22；维生素 B_{12}（μg）0.00；铁（mg）2.87；碘（μg）0.00；镁（mg）69.64；钾（mg）696.20；硒（μg）8.54；钠（mg）115.43。

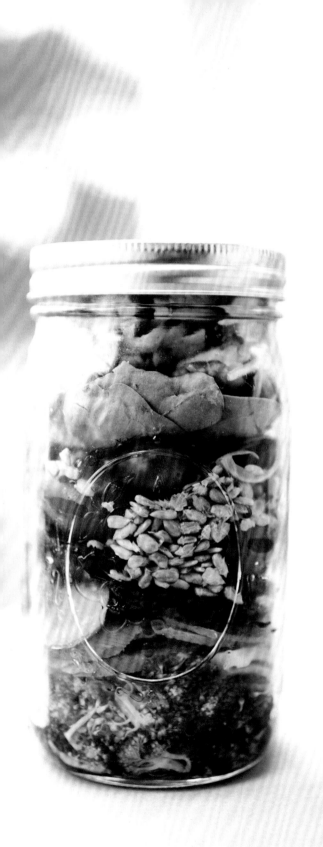

瓶装沙拉材料参考

沙拉调味料：百吃不厌调味料、排毒女神调味料或橄榄油和酸橙汁按1：1配成的调料。

切成小块的硬蔬菜：黄瓜、胡萝卜、辣椒、萝卜、西蓝花、洋葱的任意组合。

小蔬菜或水果：橄榄、圣女果、蓝莓、葡萄。

碳水化合物类食物（可选）：非转基因豆类、玉米、藜麦、大米。

坚果或种子：杏仁、南瓜子、葵花籽、亚麻籽、奇亚籽、核桃仁、美洲山核桃仁。

碎绿叶蔬菜：生菜、菠菜、羽衣甘蓝、甜菜、芝麻菜、香草。

新鲜蔬菜和水果：甜菜根、番茄、鳄梨、苹果、芒果、梨、桃。

蛋白质类食材：金枪鱼、三文鱼、全熟鸡蛋、鸡肉、火鸡肉、培根或牛排。

希腊沙拉

P 原始饮食

准备时间: 10分钟

份量: 4人份

材料:

1杯黑橄榄（去籽）

1大根黄瓜（切小丁）

1个鳄梨（切丁）

2个番茄（切丁）

1个青辣椒（去籽，切小丁）

1/2颗红洋葱（切末）

1/2杯新鲜碎芫荽（可选）

1/2杯新鲜碎欧芹（可选）

1汤匙柠檬汁

1汤匙特级初榨橄榄油

1汤匙干罗勒

我喜欢希腊沙拉。这个食谱是从我嫂子凯蒂那里学到的。我将其中的羊奶干酪去掉了，使其成为一道适合桥本甲状腺炎患者的美食。去年夏天，我和妈妈几乎每天都用她家花园中种的番茄做希腊沙拉。希腊沙拉是我家派对上最受欢迎的食谱。芫荽和欧芹提高了沙拉的排毒能力。如果您需要更多的蛋白质，可以加入一些坚果、鸡肉或三文鱼。

做法:

1. 将橄榄、黄瓜、鳄梨、番茄、青辣椒和红洋葱放入碗中，拌匀。

2. 加入芫荽和欧芹，拌匀。

3. 取一个小碟子，倒入柠檬汁、特级初榨橄榄油和罗勒，搅拌好，根据个人口味调味即可。

营养成分分析（每份）：蛋白质（g）3.05；脂肪（g）12.55；碳水化合物（g）14.50；维生素B_{12}（μg）0.00；铁（mg）3.42；碘（μg）0.00；镁（mg）45.99；钾（mg）624.19；硒（μg）0.86；钠（mg）266.03。

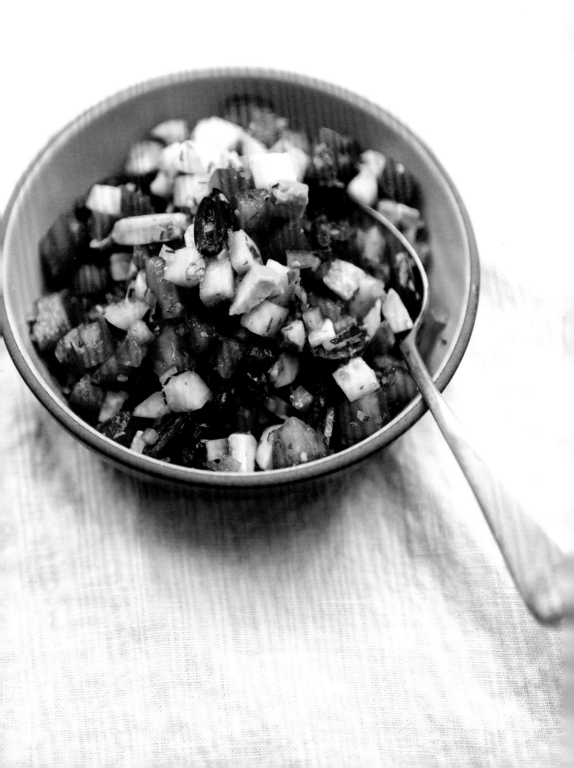

鸭肉沙拉

P 原始饮食

准备时间: 15分钟
制作时间: 15分钟
份量: 6人份

材料:

300g 鸭（或鸡）胸肉（切成1cm
见方的块）
1汤匙椰子油
1汤匙大蒜粉
1/2杯碎胡萝卜
1/2杯碎芹菜
1/2杯碎洋葱
1/2杯碎青苹果
1/2杯葡萄（对半切开）
1/2杯碎核桃仁（可选）
1/2杯桥本蛋黄酱
适量海盐
适量黑胡椒（如果耐受）

和传统鸡肉沙拉一样，鸭肉沙拉将蛋白质和脂肪与甜味和爽脆感完美地结合在一起。为了节省时间，我会从杂货店购买预先切碎的胡萝卜、芹菜和洋葱。

做法:

1. 取一口大平底锅，倒入椰子油，中火烧热，下入鸭胸肉和大蒜粉，煎至鸭胸肉呈浅棕色且熟透，然后关火，冷却。

2. 在鸭胸肉冷却期间，取一个碗，将胡萝卜、芹菜、洋葱、苹果、葡萄、核桃仁和桥本蛋黄酱倒入，拌匀。

3. 鸭胸肉冷却后，用手撕碎，或使用食品加工机打碎，然后将碎肉倒入上一步拌好的食材中，根据个人口味调入盐和黑胡椒即可。

营养成分分析（每份）：蛋白质（g）13.39；脂肪（g）20.02；碳水化合物（g）9.22；维生素 B_{12}（μg）0.42；铁（mg）3.11；碘（μg）0.00；镁（mg）36.66；钾（mg）314.38；硒（μg）8.63；钠（mg）22.17。

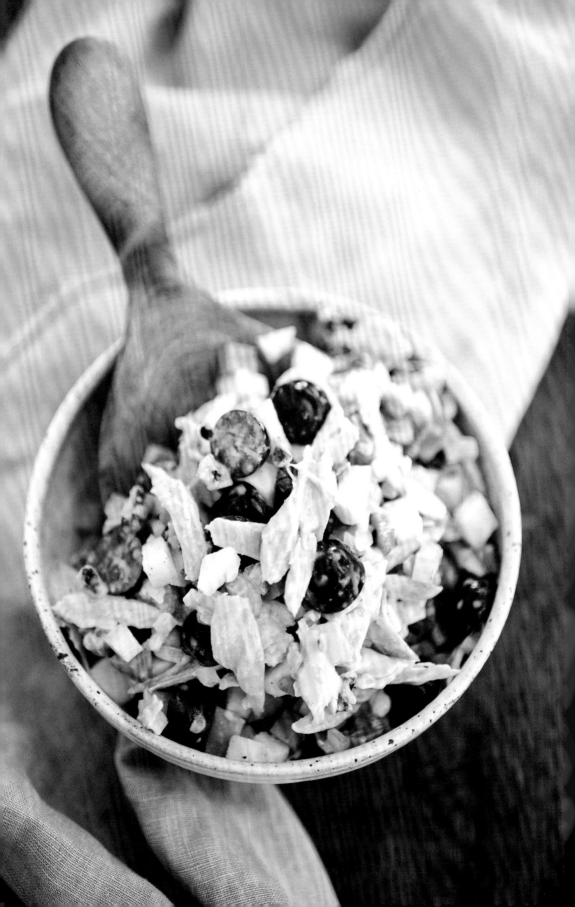

熏肉蔬菜沙拉

P 原始饮食

准备时间: 30分钟

制作时间: 15分钟

份量: 6人份

材料:

8片培根 (煎熟, 切丁)

2½ 杯碎紫甘蓝

1大颗生菜心 (切碎)

1/4杯碎洋葱

1/4杯特级初榨橄榄油

1个中等大小的番茄 (切碎)

1茶匙香芹盐

适量海盐

适量黑胡椒 (如果耐受)

熏肉蔬菜沙拉是经典三明治的无麸质无乳制品升级版。富含抗氧化剂的紫甘蓝和生菜与美味的培根和番茄混合在一起,再淋上味道醇厚的橄榄油,令人胃口大开的熏肉蔬菜沙拉便做好了。

做法:

取一个大碗,将所有食材倒入,拌匀即可。

营养成分分析 (每份): 蛋白质 (g) 7.65 ; 脂肪 (g) 29.35 ; 碳水化合物 (g) 5.82 ; 维生素 B_{12} (μg) 0.25 ; 铁 (mg) 1.03 ; 碘 (μg) 0.00 ; 镁 (mg) 20.40 ; 钾 (mg) 346.86 ; 硒 (μg) 10.59 ; 钠 (mg) 673.54。

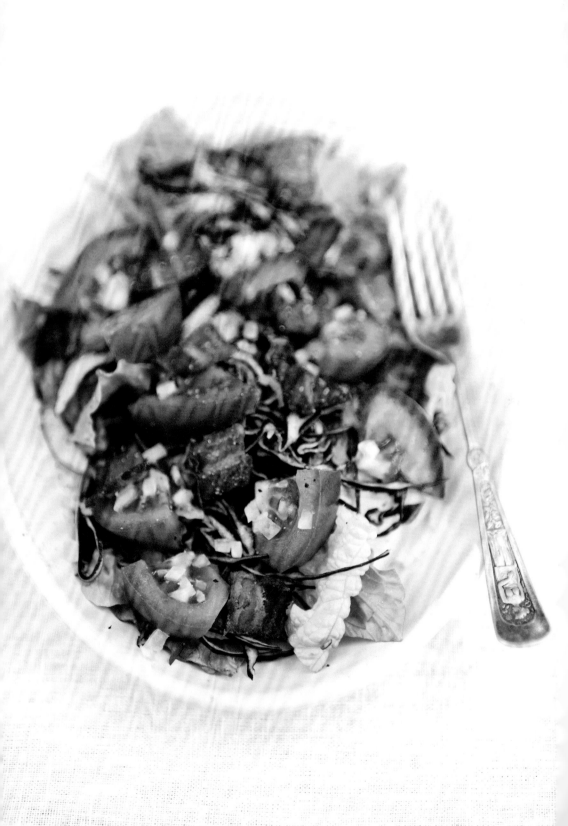

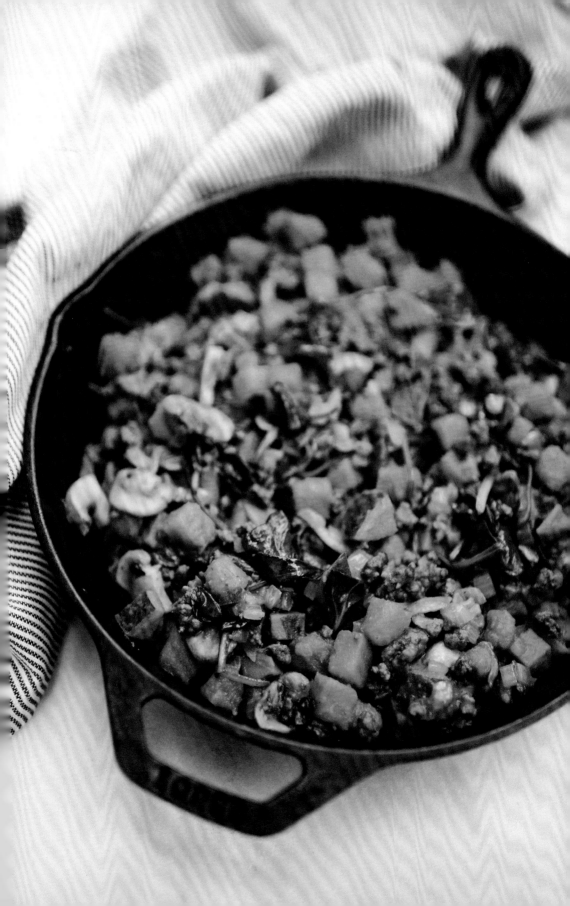

桥本营养大杂烩

🅐 AIP饮食

准备时间: 5分钟

制作时间: 20分钟

份量: 2人份

材料:

1个大甘薯 (切成小丁)

140g 意大利褐菇 (切片)

1/2颗白洋葱 (切成小丁)

450g 碎火鸡肉或野牛肉

1把嫩菠菜

适量海盐

做法:

1. 取一口大号铸铁长柄煎锅，中高火预热。

2. 下入甘薯丁，炒至半熟。

3. 下入褐菇片和洋葱丁，炒1～2分钟。

4. 下入碎火鸡肉或野牛肉，炒匀。

5. 盖上锅盖，将肉焖熟。

6. 下入菠菜，炒至失水。

7. 根据个人口味加盐调味即可。

营养成分分析 (每份): 蛋白质 (g) 24.58；脂肪 (g) 8.82；碳水化合物 (g) 16.48；维生素 B_{12} (μg) 1.14；铁 (mg) 2.25；碘 (μg) 0.00； 镁 (mg) 56.73； 钾 (mg) 593.59；硒 (μg) 27.42；钠 (mg) 115.10。

热带风味烤鸡肉串

Ⓐ AIP饮食

制作时间: 100分钟

份量: 4人份

热带风味烤鸡肉串是一道简单的工作日晚餐，适合搭配速食沙拉食用，如香脆芝麻菜沙拉。

材料:

腌料

1个柠檬（榨汁）

1个酸橙（榨汁）

1汤匙橄榄油

1茶匙大蒜末

1/2茶匙碎百里香

肉串

220g 鸡胸肉（切成2～3cm见方的块）

1个大西葫芦（切成约1cm厚的片）

1个大菠萝（切成2～3cm见方的块）

220g 小蘑菇（去柄）

1/2颗红洋葱（切成2～3cm见方的片）

12根20～30cm长的签子（提前用水浸泡30分钟）

做法:

1. 取一个中碗，将所有腌料放入拌匀，然后下入鸡块。将碗放入冰箱冷藏1小时。

2. 烤箱预热至176℃。

3. 将鸡块从腌料中捞出，把鸡肉、蔬菜和水果串在签子上（鸡肉置于蔬菜和水果之间）。

4. 将肉串放在有边框的烤盘中，放入烤箱，每面烤12分钟。

5. 预热烤炉。

6. 将肉串放在烤架上，烤至肉熟透、蔬菜呈浅棕色即可。

> 营养成分分析（每份）: 蛋白质（g）16.56；脂肪（g）5.48；碳水化合物（g）22.15；维生素 B_{12}（μg）0.15；铁（mg）1.32；碘（μg）0.00；镁（mg）48.09；钾（mg）682.37；硒（μg）19.14；钠（mg）133.15。

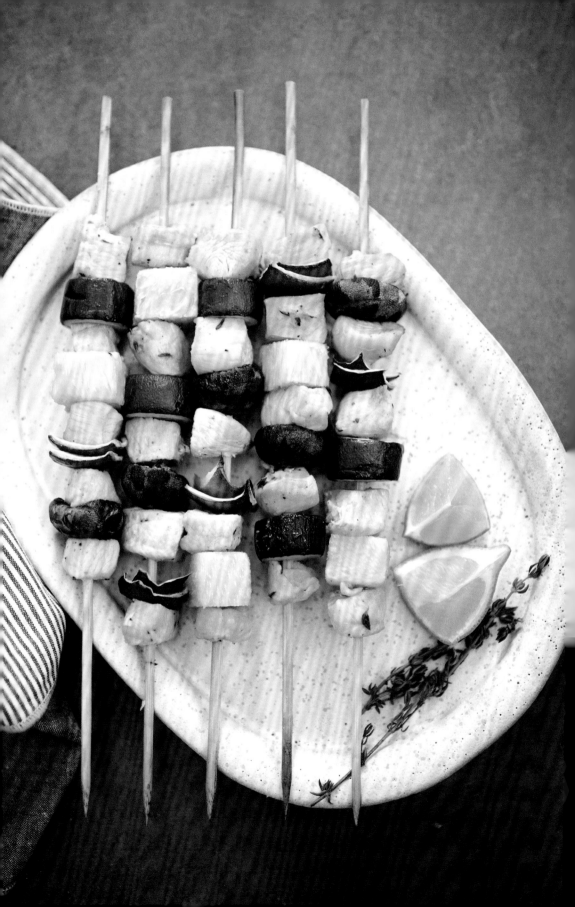

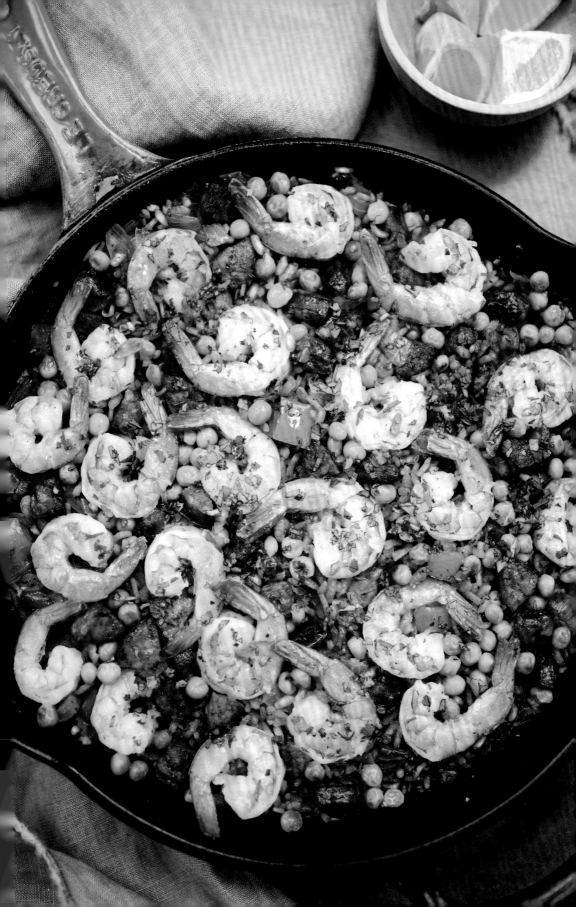

西班牙海鲜饭

① 基础排除饮食

准备时间: 30分钟
制作时间: 30～40分钟
份量: 8人份

材料:

2杯卡拉斯帕拉米或其他短粒米
（如意大利米）
4杯水
4杯骨头汤
1汤匙橄榄油
450g 海鲜（虾肉、鱿鱼、海湾扇
贝或其任意组合，去皮/壳）
2杯不含防腐剂、麸质和乳制品的
香肠丁（提前煮熟）（可选）
1⅓ 杯冷冻豌豆
1/2个绿色甜椒（去籽，切丁）
1/2个橙色甜椒（去籽，切丁）
1/2茶匙藏红花粉
适量海盐
2个柠檬（每个切成4瓣）

几年前，我和丈夫去过一次西班牙。在得知西班牙海鲜饭天然不含麸质和乳制品时，我激动不已。打那以后，只要再次想起在巴塞罗那的时光，或者想让朋友们开一下眼界时，我丈夫都会做这道极其简单的美食。铸铁锅为海鲜饭提供了额外的铁元素，而桥本甲状腺炎患者通常缺铁。剩海鲜饭也很好处理，只要使用耐热碗放进烤箱里加热一下即可。

做法:

1. 取一口大海鲜饭锅或直径30～38cm 的铸铁长柄煎锅（1号锅），倒入米、水和骨头汤，大火煮开。然后调成小火煮至食材熟透。其间每5～7分钟搅拌一次，以防粘锅。

2. 在煮米期间，将橄榄油和海鲜倒入另一口锅（2号锅）中炒至海鲜即将半透明。

3. 将香肠丁下入2号锅，炒至温热。

4. 将豌豆和两种甜椒丁下入2号锅，炒至熟透。

5. 将2号锅中所有食材转至1号锅，然后拌匀。

6. 根据个人口味调入藏红花粉和盐（我一般用2茶匙盐），然后拌匀。

7. 将1号锅直接放入烤箱的烤架中央，烤5～7分钟即可。食用时根据口味挤上柠檬汁。

营养成分分析（每份）: 蛋白质（g）21.70；脂肪（g）7.79；碳水化合物（g）7.88；维生素 B_{12}（μg）0.84；铁（mg）1.24；碘（μg）24.51；镁（mg）47.72；钾（mg）361.17；硒（μg）23.07；钠（mg）648.95。

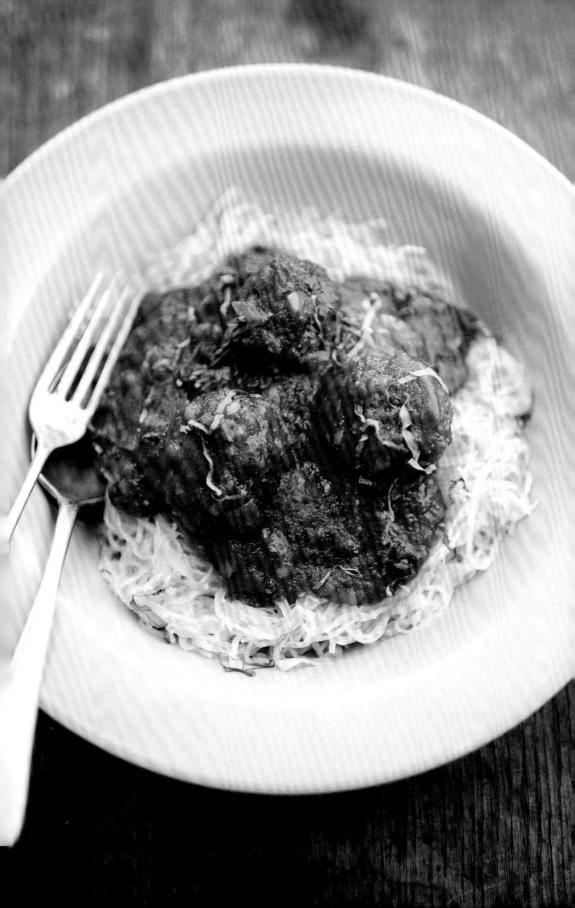

肉丸南瓜意面

Ⓟ 原始饮食

准备时间: 10分钟

制作时间: 105分钟

材料:

1个大意面南瓜

2杯水

450g 碎牛肉或碎火鸡肉

1枚鸡蛋（打碎，可选）

1茶匙干罗勒

1茶匙大蒜末

适量海盐

适量黑胡椒（如果耐受）

1份番茄酱

1汤匙橄榄油

营养成分分析（每份）: 蛋白质（g）24.64；脂肪（g）30.29；碳水化合物（g）9.34；维生素 B_{12}（μg）2.77；铁（mg）3.91；碘（μg）6.00；镁（mg）63.69；钾（mg）949.49；硒（μg）23.30；钠（mg）423.41。

有时候，桥本甲状腺炎患者可能也想吃上一口意大利面和肉丸子。与传统肉丸意面不同的是，我的肉丸南瓜意面不会让您吃饱后昏昏欲睡。您可以使用意面南瓜或西葫芦丝制作这道美食。肉丸南瓜意面是我最早发明的原始饮食食谱之一。

做法:

1. 将烤箱预热至176℃。

2. 将意面南瓜纵向切开，挖出其中的籽和纤维状物质，然后将切面朝下放置在盛了水的烤盘上。将烤盘放入烤箱烤1小时。

3. 取一个碗，将碎肉、蛋液、罗勒、蒜末、盐和黑胡椒放入，搅拌均匀。然后将拌好的食材团成肉丸，放进烤盘中。

4. 将烤熟的南瓜从烤箱中取出，稍微冷却一下。

5. 将装肉丸的烤盘放入烤箱，烤至肉丸呈棕色且熟透。

6. 取一口大号深煮锅，倒入番茄酱。待番茄酱温热后，下入烤熟的肉丸。

7. 将冷却的意面南瓜肉挖出。

8. 取一口大平底锅，倒入橄榄油，中小火烧热。下入南瓜肉，稍稍煎一下，至温热即可。然后调入盐和黑胡椒。

9. 将煎好的意面南瓜倒入餐盘中，然后使用汤勺将番茄酱汁和肉丸盖在南瓜上即可。

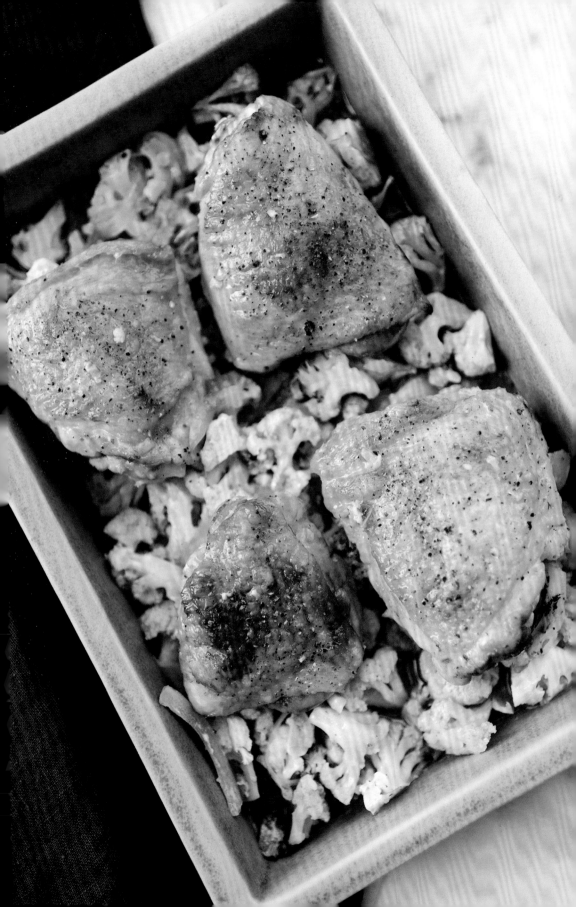

姜汁柠檬烤鸡腿

Ⓐ AIP饮食

准备时间: 5分钟

制作时间: 25分钟

份量: 4人份

材料:

2茶匙椰子油

1颗小洋葱（切碎）

2瓣大蒜（切末）

1汤匙鲜姜末

1/4杯柠檬汁

2茶匙蜂蜜

4个鸡腿

2杯花椰菜

适量海盐

适量黑胡椒（如果耐受）

姜汁柠檬烤鸡腿不但能愉悦您的味蕾，还能提供丰富的蛋白质。花椰菜、姜和柠檬的加入使这道食谱拥有了抗炎、助消化和提高免疫力的作用。

做法:

1. 将烤箱预热至190℃。

2. 取一个小碗，倒入椰子油、洋葱、大蒜、姜末、柠檬汁和蜂蜜，拌匀。

3. 将鸡腿和花椰菜放进大碗中，将上述洋葱混合物倒入，混匀。

4. 取一张30cm×30cm的烤盘，将花椰菜均匀地摊在烤盘上，上面放鸡腿（带皮的一面朝上）。

5. 盖上烤盘盖，放入烤箱烤15分钟，然后揭开盖子继续烤至鸡腿熟透、花椰菜变软。

6. 取出烤盘，加盐和黑胡椒调味即可。

营养成分分析（每份）：蛋白质（g）14.17；脂肪（g）45.47；碳水化合物（g）11.38；维生素 B_{12}（μg）0.77；铁（mg）0.94；碘（μg）0.00；镁（mg）21.02；钾（mg）347.72；硒（μg）13.01；钠（mg）272.30。

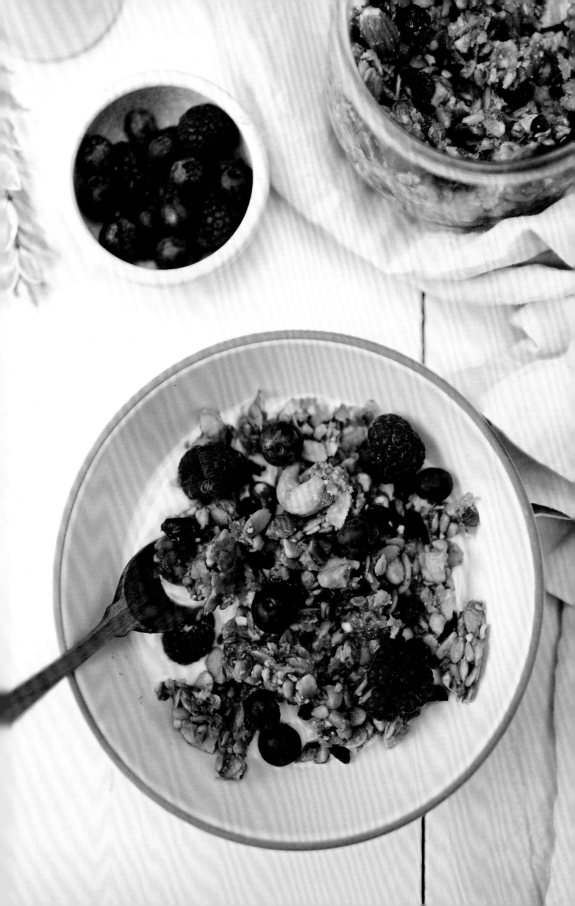

双味格兰诺拉麦片

Ⓟ 原始饮食

准备时间: 10分钟

制作时间: 45分钟

份量: 12人份

材料:

1杯无盐腰果

3/4杯无盐杏仁

1/2杯无糖椰子片

1/4杯去壳无盐南瓜子

1/4杯椰子油

1茶匙纯香草精

1/4杯蜂蜜

1/4杯去壳无盐葵花籽

1杯蔓越莓干

1茶匙海盐

营养成分分析（每份）：蛋白质
（g）5.22；脂肪（g）13.04；
碳水化合物（g）22.03；维生
素 B_{12}（μg）0.00；铁（mg）
1.67；碘（μg）0.00；镁（mg）
79.39；钾（mg）185.87；硒（μg）
3.59；钠（mg）143.06。

双味格兰诺拉麦片由营养丰富的坚果（包括种子）以及具有增强免疫力作用的蜂蜜制作而成，是一种适合原始饮食的简单而又健康的零食。除了坚果（包括种子）的咸味，富含抗氧化剂的蔓越莓为麦片增添了一丝甜味。如果您愿意，可以将这道双味格兰诺拉麦片与椰子酸奶搭配食用。

做法:

1. 将烤箱预热至149℃。

2. 取一张烤盘，铺上羊皮纸。

3. 将腰果、杏仁、椰子片和南瓜子放入搅拌机中，间歇搅打。

4. 取一口中号煮锅，倒入椰子油、香草精和蜂蜜，加热至油化开即可。

5. 向锅中倒入搅打好的坚果，加入葵花籽，然后搅拌均匀。

6. 将锅中的混合物摊在烤盘中，然后将烤盘放入烤箱烤至混合物微黄（期间搅动一次）。

7. 取出烤盘，拌入蔓越莓干和盐。

8. 压紧格兰诺拉麦片混合物，使其表面平整。

9. 冷却约15分钟，然后切成大块，装进密封容器或可重复封口的袋子中。

芒果沙司

(A) AIP饮食　(I) 基础排除饮食　(P) 原始饮食

准备时间: 15分钟
制作时间: 15分钟
份量: 6人份

材料:

1/4杯椰奶
2个酸橙（榨汁）
1杯芒果丁
3/4杯黄瓜丁
2汤匙红洋葱丁
1汤匙碎鲜芫荽
1茶匙鲜姜末或碎鲜姜
生菜叶（根据口味确定添加的量）

在该食谱中添加1/3杯红甜椒，即可适用于基础排除饮食和原始饮食。

注意: 如果您希望沙司带些许姜味，可以放姜末；如欲保留姜的辛辣味，则应放碎鲜姜。

芒果沙司一直是我喜爱的美食，它具有提神的功效。2011年，在戒除含麸质食物后，我对芒果沙司的食谱进行了修改，将乳制品替换成了椰奶。现在，我每月至少吃一次芒果沙司。芒果可以为人体提供大量的维生素 C、类胡萝卜素和膳食纤维。

做法:

1. 取一个小碗，倒入椰奶和酸橙汁，搅匀。

2. 再取一个中碗，倒入芒果丁、黄瓜丁、洋葱丁、碎鲜芫荽和姜末，拌匀。

3. 将椰奶和酸橙汁混合物浇在芒果蔬菜混合物上，静置15分钟即可。

说明: 可以将做好的沙司与鸡肉或鱼肉搭配食用，也可以将其倒在生菜叶上，做成生菜卷食用。

营养成分分析（每份）: 蛋白质（g）0.74；脂肪（g）2.55；碳水化合物（g）6.98；维生素 B_{12}（μg）0.00；铁（mg）0.32；碘（μg）0.00；镁（mg）10.94；钾（mg）135.08；硒（μg）0.87；钠（mg）3.27。

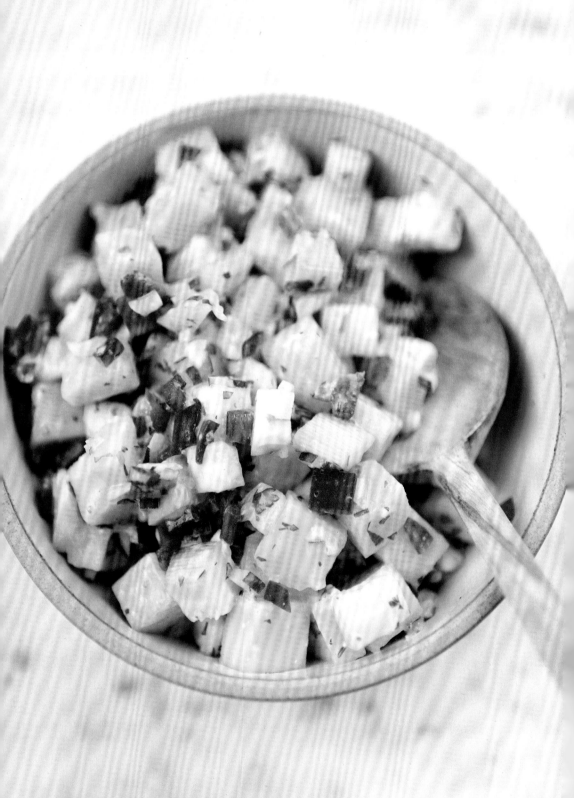

杏仁枣馅能量棒

P 原始饮食

准备时间: 7分钟
制作时间: 15分钟
份量: 8人份

材料:

1/2杯杏仁酱
1/4杯无盐碎杏仁
1/3杯无糖椰子片
4枚鸡蛋
1/4杯去壳无盐葵花籽
8颗大枣 (去核, 切碎)
适量海盐
2汤匙椰子油

　　杏仁枣馅能量棒是不错的早餐点心, 它营养丰富, 而且可以帮助稳定血糖, 让您的一天有一个好的开始。口感咸脆的杏仁和葵花籽, 搭配具有天然甜味的高纤维枣泥, 便成了这种全家都爱吃的简单而又健康的零食。而且, 杏仁枣馅能量棒可以在冰箱中保存一个星期。

做法:

1. 将烤箱预热至176℃。

2. 将所有食材 (不包括椰子油) 倒进食品加工机中, 间歇搅拌至混合物黏稠。

3. 取一张30cm × 30cm 的烤盘, 涂好椰子油, 将混合物倒进烤盘中。

4. 将烤盘放进烤箱, 烤至上部呈金褐色且用牙签扎进中心位置不黏。

5. 取出烤盘, 冷却后切块或条, 即可食用。

营养成分分析 (每份): 蛋白质 (g) 8.72 ; 脂肪 (g) 15.95 ; 碳水化合物 (g) 23.46 ; 维生素 B_{12} (μg) 0.22 ; 铁 (mg) 1.57 ; 碘 (μg) 12.00 ; 镁 (mg) 79.60 ; 钾 (mg) 350.24 ; 硒 (μg) 11.23 ; 钠 (mg) 86.25。

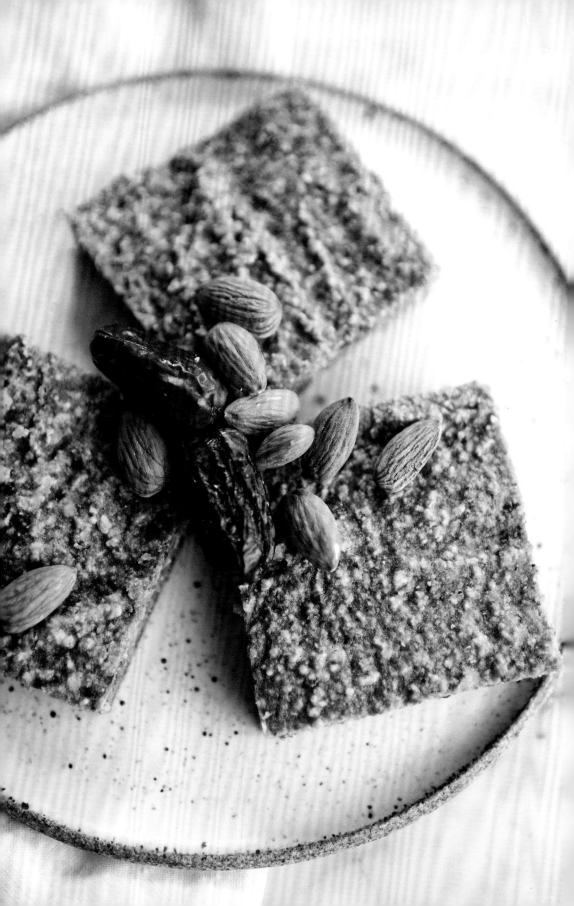

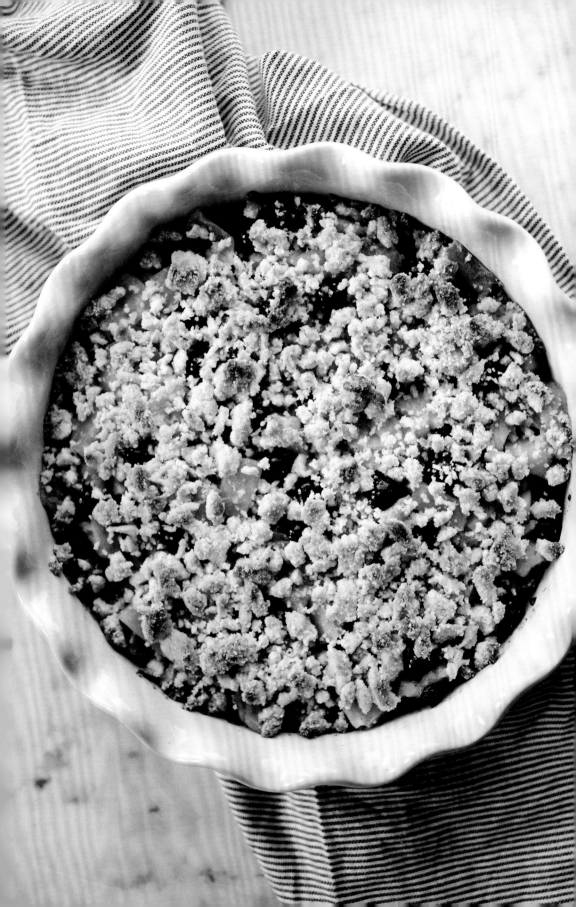

苹果蓝莓派

P 原始饮食

准备时间: 10分钟

制作时间: 35~45分钟

份量: 10人份

材料:

饼渣

3杯杏仁粉

1/2杯椰子油

4汤匙蜂蜜

1茶匙香草精

馅料

3杯熟碎苹果(制作方法详见"粗制苹果酱"。苹果煮熟后不要捣碎,只需将其沥干,加入到派中即可)

1杯鲜蓝莓

营养成分分析(每份): 蛋白质(g)6.40; 脂肪(g)25.12; 碳水化合物(g)16.81; 维生素 B_{12}(μg)0.00; 铁(mg)1.19; 碘(μg)0.59; 镁(mg)81.03; 钾(mg)283.16; 硒(μg)1.19; 钠(mg)1.22。

烘焙本身能给人一种舒缓的感觉。在波兰长大的我很喜欢在周日早上吃妈妈做的苹果派。成年后,我决定把学到的化学知识应用到烘焙中。我喜欢精确控制烘焙过程,追求细节,力图将一切做到恰到好处。戒除含麸质食物前,我经常为家人、朋友和同事制作一些点心。戒除含麸质食物后,我对这道我最喜爱的甜点做了修改,在保留美味的同时增加了健康成分。这道苹果蓝莓派不含麸质和乳制品,适合采用原始饮食的人食用。

做法:

1. 将烤箱预热至176℃。

2. 将2杯杏仁粉、椰子油、蜂蜜和香草精倒入立式搅拌机中,搅拌至均匀细腻。

3. 取出1/4的杏仁粉混合物,放在一旁备用。然后将剩余的1杯杏仁粉倒进搅拌机中,低速搅拌,做成面絮。

4. 将面絮倒进一张直径23cm的圆馅饼盘中,压一压。

5. 将馅饼盘放进烤箱,将饼渣烤成浅棕色。

6. 烤好之后,将馅饼盘取出,静置5分钟。

7. 小心地将苹果和蓝莓混合好,然后撒在饼渣上。

8. 将备用的1/4杏仁粉混合物倒在饼渣上,将馅饼盘再次放进烤箱,烤至蓝莓发软、饼渣表面呈金褐色即可。

原始香蕉杏仁松饼

P 原始饮食

准备时间: 10分钟

制作时间: 45~60分钟

份量: 12人份

材料:

1¼ 杯杏仁粉

2茶匙泡打粉

1/4茶匙小苏打

1茶匙肉桂粉

1/2杯无糖苹果酱

2枚鸡蛋 *

3根熟香蕉（去皮，捣碎）

可选食材:

1/2杯无糖椰子脆片

1/2杯蓝莓

1/2杯核桃仁

1汤匙无糖可可粉

1/4杯蜂蜜

* 其他饮食可能有改动：如果不吃鸡蛋，可以将每枚鸡蛋替换成1汤匙苹果醋。

原始香蕉杏仁松饼不但味道鲜美，而且不含麸质和糖，具有稳定血糖、抗氧化的功效。还可以添加椰子和核桃，将这道美食做成孩子们喜欢的早餐。我发明这道食谱的灵感来源于特定碳水化合物饮食。

做法:

1. 将烤箱预热至176℃。

2. 取一盘12杯松饼模，铺上衬纸。

3. 取一个中碗，倒入杏仁粉、泡打粉、小苏打和肉桂粉，拌匀。

4. 在预混粉中间挖个坑，倒入苹果酱、蛋液和香蕉泥，然后搅拌成面糊。

5. 倒入其他可选食材。

6. 将面糊倒入松饼模中。

7. 将松饼模放入烤箱，烤至松饼顶部呈浅棕色且用牙签扎进中心位置不黏即可。

营养成分分析（每份）：蛋白质（g）3.47；脂肪（g）5.84；碳水化合物（g）10.27；维生素B₁₂（μg）0.07；铁（mg）0.67；碘（μg）4.75；镁（mg）36.05；钾（mg）196.41；硒（μg）3.29；钠（mg）83.06。

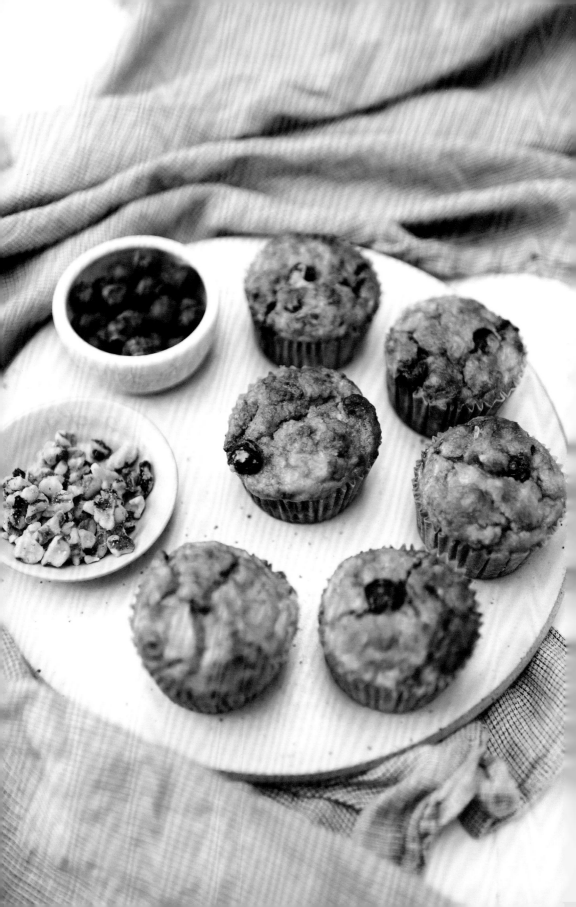

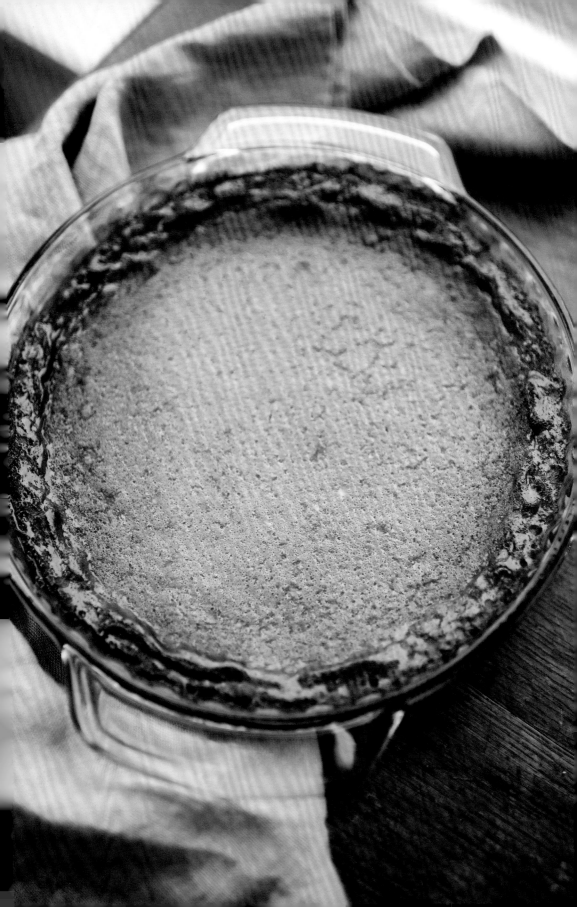

南瓜派

P 原始饮食

准备时间: 10分钟

制作时间: 60~70分钟

份量: 8人份

材料:

适量椰子油

400g 罐装南瓜泥

1/2杯枣泥或蜂蜜

3枚鸡蛋

1¼ 杯椰奶

2汤匙南瓜派香料

1/4茶匙海盐

这个南瓜派会让您产生连掉的渣都想吃掉的冲动。南瓜派香料味浓郁，而且不会因为切开造成口感损失。更棒的是，南瓜派使用的所有香料（通常是肉桂、生姜、丁香等）具有暖身的作用，因此，非常适合在天气转凉的秋季食用。

做法:

1. 将烤箱预热至176℃。

2. 取一张直径23cm 的圆形烤盘，涂上椰子油。

3. 将南瓜泥、枣泥、鸡蛋、椰奶、南瓜派香料和盐倒入一个大碗中，搅拌均匀。

4. 将上一步做好的面糊倒在涂好油的烤盘中。

5. 将烤盘放入烤箱，不时查看南瓜派的中部是否仍在抖动。如果是，则继续烤10分钟，然后再次查看。

6. 烤好之后，取出烤盘，彻底冷却后食用。

说明: 可在食用时涂上鲜椰子奶油。

营养成分分析（每份）: 蛋白质（g）3.94；脂肪（g）11.32；碳水化合物（g）24.70；维生素 B$_{12}$（μg）0.17；铁（mg）2.02；碘（μg）9.00；镁（mg）30.51；钾（mg）253.37；硒（μg）8.58；钠（mg）85.16。

华夫饼

❶ 基础排除饮食

准备时间: 10分钟 (搅拌)

制作时间: 5分钟

份量: 1人份

材料:

1/2杯鹰嘴豆粉

1/2杯木薯粉

1枚鸡蛋

1茶匙香草精

1茶匙枫糖浆 (可选)

最多2杯椰奶

1/4杯橄榄油、椰子油或纯喷淋用油

注意: 上述食材仅够制作1张大华夫饼。如果您希望一次做出很多, 只需按比例增加食材即可。如果在1小时内未使用, 搅拌好的面糊便会发硬。所以, 批量制作华夫饼前请计算好时间。

我一般在周末早上做华夫饼。与传统华夫饼或用无麸质面粉做的华夫饼相比, 用鹰嘴豆粉做的华夫饼碳水化合物含量低, 蛋白质和膳食纤维含量高, 因此有助于控制血糖。话虽如此, 我仍然建议您将华夫饼与培根或香肠搭配食用。另外, 华夫饼配纯枫糖浆、鲜草莓、鲜椰子奶油、粗制苹果酱或蜜饯也很美味。此外, 只需将鹰嘴豆粉去掉并将木薯粉的量加倍, 即可将这道食谱转换成原始饮食。

做法:

1. 将华夫饼专用烘烤模预热。

2. 将鹰嘴豆粉、木薯粉、蛋液、香草精和枫糖浆倒入立式搅拌机中, 再倒入1/2杯椰奶, 然后搅拌2～4分钟。

3. 继续添加椰奶, 每次1/2杯, 每次添加后搅拌1～2分钟, 直至面糊细腻、稍微有流动性。

4. 使用硅胶刷给烘烤模的各个格子刷上油。

5. 将华夫饼糊倒入刷好油的烘烤模中, 盖上盖子, 烤至华夫饼呈金色即可。

营养成分分析 (每份): 蛋白质 (g) 7.80; 脂肪 (g) 44.50; 碳水化合物 (g) 30.49; 维生素 B_{12} (μg) 0.11; 铁 (mg) 3.19; 碘 (μg) 6.00; 镁 (mg) 53.82; 钾 (mg) 434.05; 硒 (μg) 11.54; 钠 (mg) 43.51。

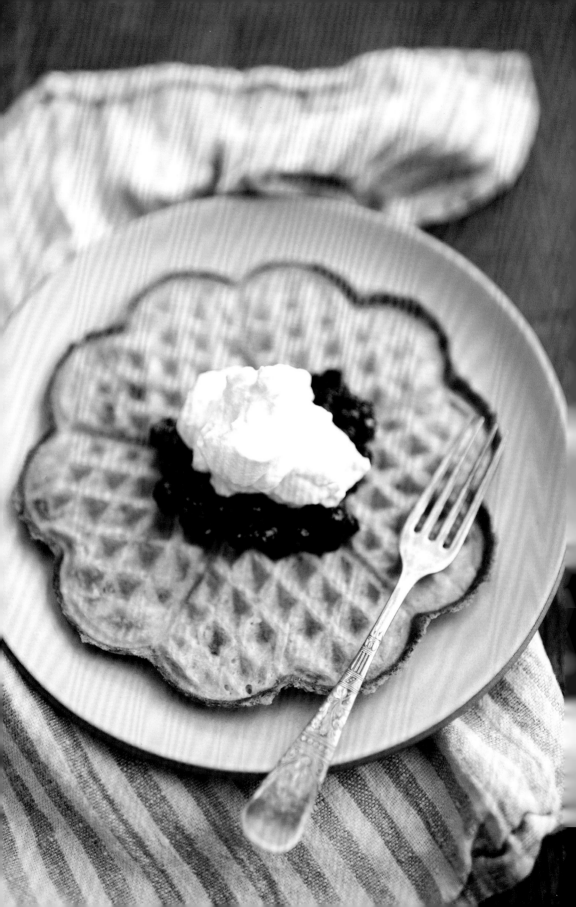

致　谢

　　这本书的完成，绝非我一人之功。在此，我对所有曾经帮助我完成这本书的人诚挚地说一声：谢谢！

　　首先感谢我的家人。迈克尔，有你这样的灵魂伴侣我感到很幸运，是你陪我一起成长，是你和我一起追逐梦想。感谢你爱我，你就是我的世界！我的妈妈玛尔塔，您是我最应该感谢的人。感谢您照顾我，并在我怀孕、疲劳、虚弱到不能做饭时帮我完成本书食谱的制作。我的爸爸亚当，感谢您提供的所有支持以及您为每道食谱所做的真诚反馈。还有我亲爱的哥哥罗伯特·诺沃萨季奇和妹妹阿曼达·诺沃萨季奇，谢谢你们愿意将自家的豪华厨房借给我拍照，也感谢你们打消了我将孕肚加烤肉的照片用作本书封面图的想法。我的儿子迪米特里，是你在我创作甜食和含铁食谱时带给我灵感。我还要感谢我家狗狗布默的忠实陪伴，谢谢它在我做食物试验时不辞辛劳地舔光盘子中的面包屑。

　　感谢我在博尔德的姐妹、我亲爱的朋友、厨艺高超的厨师兼主持人安娜·伊利，是你一直激励着我前行，感谢你慷慨地分享你发明的健康食谱，这些食谱现在已成为我家人的最爱。我的波兰姐妹兼知名食谱作者马格达莱娜·瓦泽拉基，感谢你为本书出版提供的指导和鼓励。还有同为营养专家的黛比·斯坦博克，我可爱的朋友，是你不断给予我灵感，为我提供支持。

　　感谢我的天才厨师玛丽·沙利文，你为我测试并发明了一系列美味的食谱。

你是个不可多得的人才!

感谢我的甲状腺药剂师团队。斯蒂芬妮·杜福尔，面对紧张的交稿期限，是你不知疲倦地测试和开发新食谱，制订膳食方案，并制作营养成分分析。我很欣赏你在压力之下始终面带微笑的态度。布列塔尼·摩尔，我们的项目经理，你是一位能力出众的天才，我很欣赏你在处理大大小小项目时展现出的风度、勇气和决心!我们的内容编辑蒂娜·陈，感谢你为食谱取的有趣的名字!凯蒂·斯特胡拉，我们的运营经理，你是一支不可忽视的力量，我对你的奉献表示感谢!怀特妮·盖林，我们可爱的助理，感谢你将我们凝聚在一起!安娜·阿莫林和罗宾·贝克，谢谢你们给予患者和读者无微不至的照顾，并为这本食谱收集了众多宝贵意见!玛丽·阿格尼斯·安东诺普洛斯、克里斯汀·伊斯曼和考特尼·肯尼，感谢你们的奉献!还有劳里·罗曼这位优秀的首席运营官，对于你的出色战略眼光、领导力和建议，我深感钦佩!

我的出版团队：塞莱斯特·法恩和约翰·马思，我很幸运能有你们两位重量级人物做我的作品经纪人。我要对你们一直以来对我的支持、拥护和信任道一声感谢! HarperOne 拥有一支全能团队，尤其是吉迪恩·威尔、朱莉娅·肯特、悉尼·罗杰斯、梅琳达·穆林、莱娜·阿德勒和丽莎·祖尼加，感谢你们的指导、信任与合作!

我们才华横溢、可爱迷人的摄影师夏洛特·杜邦，是你让这些食谱大放异彩!

我在甲状腺诊疗、功能医学、健康管理和原始饮食方面的朋友兼导师维尔京，感谢你给予我的支持、鼓励、灵感和指导。莎拉·巴兰泰恩、米奇·特斯科特、罗伯·伍尔夫、凯丽·维特、黛安·圣菲利波、米歇尔·塔姆、卡罗尔·洛维特和索菲·范·蒂格伦，感谢你们用美味的食谱为其他人的健康铺平了道路!艾伦·克里斯蒂安森、中山安德里亚、桥本甲状腺炎411网的工作人员、丹娜·特伦蒂尼、斯泰西·罗宾斯、丹娜·鲍曼、玛丽·肖蒙、克里斯塔·奥雷奇、卡特·布莱克、凯蒂·威尔斯、佩德拉姆·肖贾、达蒂斯·哈拉赞、香农·加勒特、埃里克·奥桑斯基、凯利·布洛根、詹姆斯·马斯克尔、柯克·盖尔、米歇尔·科里、唐娜·盖茨、戴夫·阿斯普里、尼克·赫德伯格、史蒂夫·赖特、特鲁迪·斯科特、朱莉安妮·布莱腾、艾米·梅德林、布赖恩·莫威尔、罗宾·奥彭肖、凯利安·佩特鲁奇、特里沃·凯茨、汤姆·马尔泰尔、艾米丽·罗森、马克·大卫、玛丽莎·斯奈德、安珀·斯皮尔斯、卡尔·克鲁梅纳彻、汤姆·奥布莱恩、凯文·吉安尼、克里斯·克雷瑟、本·林奇、马克·海曼、功能医学部全体人员及其他所有相关人员，感谢你们为推动自我康复而付出的所有努力！能与你们一起努力，我感到由衷的自豪！

最后感谢我的患者和读者，你们是我最伟大的导师，是我灵感的不竭源泉。我很自豪能够参与你们的健康之旅，你们取得成功的故事至今仍然令我动容。而且我始终相信，你们一定能够做到！

参考文献

第二章

1. Messina G, Esposito T, Lobaccaro J, et al. Effects of low-carbohydrate diet therapy in overweight subject with autoimmune thyroiditis: possible synergism with ChREBP [J]. Drug Design, Development and Therapy. 2016, 10: 2939-2946. DOI:10.2147/dddt.s106440.

2. Xu J, Liu X, Yang X, Guo H, Zhao L, Sun X. Supplemental selenium alleviates the toxic effects of excessive iodine on thyroid [J]. Biological Trace Element Research. 2010, 141(1-3):110-118. DOI:10.1007/s12011-010-8728-8.

3. Tonstad S, Nathan E, Oda K, Fraser G. Vegan diets and hypothyroidism. Nutrients. 2013, 5(11):4642-4652. DOI:10.3390/nu5114642.

4. Eleftheriou P, Kynigopoulos S, Giovou A, et al. Prevalence of anti-neu5Gc antibodies in patients with hypothyroidism [J]. Biomed Research International. 2014, 2014:1-9. DOI:10.1155/2014/963230.

5. Small G, Siddarth P, Li Z, et al. Memory and Brain Amyloid and Tau Effects of a Bioavailable Form of Curcumin in Non-Demented Adults: A Double-Blind, Placebo-Controlled 18-Month Trial. The American Journal of Geriatric Psychiatry [J]. 2018, 26(3):266-277. DOI:10.1016/j.jagp.2017.10.010.

6. Krysiak R, Szkróbka W, Okopien´ B. The effect of vitamin D on thyroid autoimmunity in levothyroxine-treated women with Hashimoto's thyroiditis and normal vitamin D status [J]. Experimental and Clinical Endocrinology & Diabetes. 2017, 125(04):229-233. DOI:10.1055/s-0042-123038.

7. Tamer G, Arik S, Tamer I, Coksert D. Relative vitamin D insufficiency in Hashimoto's thyroiditis [J]. Thyroid. 2011, 21(8):891-896. DOI:10.1089/thy.2009.0200.

8. Ucan B, Sahin M, Sayki Arslan M, et al. Vitamin D treatment in patients with Hashimoto's thyroiditis may decrease the development of hypothyroidism [J]. International Journal for Vitamin and Nutrition Research. 2016, 86(1-2):9-17. DOI:10.1024/0300-9831/a000269.

9. Baker H, Meawed T. Relevance of 25 (OH) vitamin D deficiency on Hashimoto's thyroiditis [J]. Egyptian Journal of Immunology. 2017, 24(2):53-62.

第三章

10. Collins J, Robinson C, Danhof H, et al. Dietary trehalose enhances virulence of epidemic Clostridium difficile [J]. Nature. 2018, 553(7688):291-294. DOI:10.1038/nature25178.

11. Kyantchakhadze R. Wobenzym in the complex treatment of autoimmune thyroiditis [J]. International Journal on Immunorehabilitation. 2002, 4(1):114.

第四章

12. Barański M, Średnicka-Tober D, Volakakis N, et al. Higher antioxidant and lower cadmium concentrations and lower incidence of pesticide residues in organically grown crops: a systematic literature review and meta-analyses [J]. British Journal of Nutrition. 2014, 112(05):794-811. DOI:10.1017/s0007114514001366.

13. BENZIE I, WACHTEL-GALOR S. Herbal Medicine [M]. 2nd ed. Boca Raton: Taylor & Francis, 2011.

14. Lee B, Yang A, Kim M, McCurdy S, Boisvert W. Natural sea salt consumption confers protection against hypertension and kidney damage in Dahl salt-sensitive rats

[J]. Food & Nutrition Research. 2016, 61(1):1264713. DOI:10.1080/16546628.2017.12 64713.

15. Benzie I, Wachtel-Galor S. Herbal Medicine. 2nd ed [M]. Boca Raton: Taylor & Francis, 2011:Chapter 2, Antioxidants in Herbs and Spices: Roles in Oxidative Stress and Redox Signaling.

16. Rao P, Gan S. Cinnamon: A multifaceted medicinal plant [J]. Evidence-Based Complementary and Alternative Medicine. 2014:1-12. DOI:10.1155/2014/642942

17. Sharma R. Cardamom comfort [J]. Dental Research Journal. 2012, 9(2):237. doi:10.4103/1735-3327.95243.

18. Średnicka-Tober D, Barański M, Seal C, et al. Higher PUFA and n-3 PUFA, conjugated linoleic acid, -tocopherol and iron, but lower iodine and selenium concentrations in organic milk: a systematic literature review and meta- and redundancy analyses [J]. British Journal of Nutrition. 2016, 115(06):1043-1060. DOI:10.1017/ s0007114516000349.